がん質問箱

がんのこと、わかりやすくお答えします

地方独立行政法人栃木県立がんセンター 編

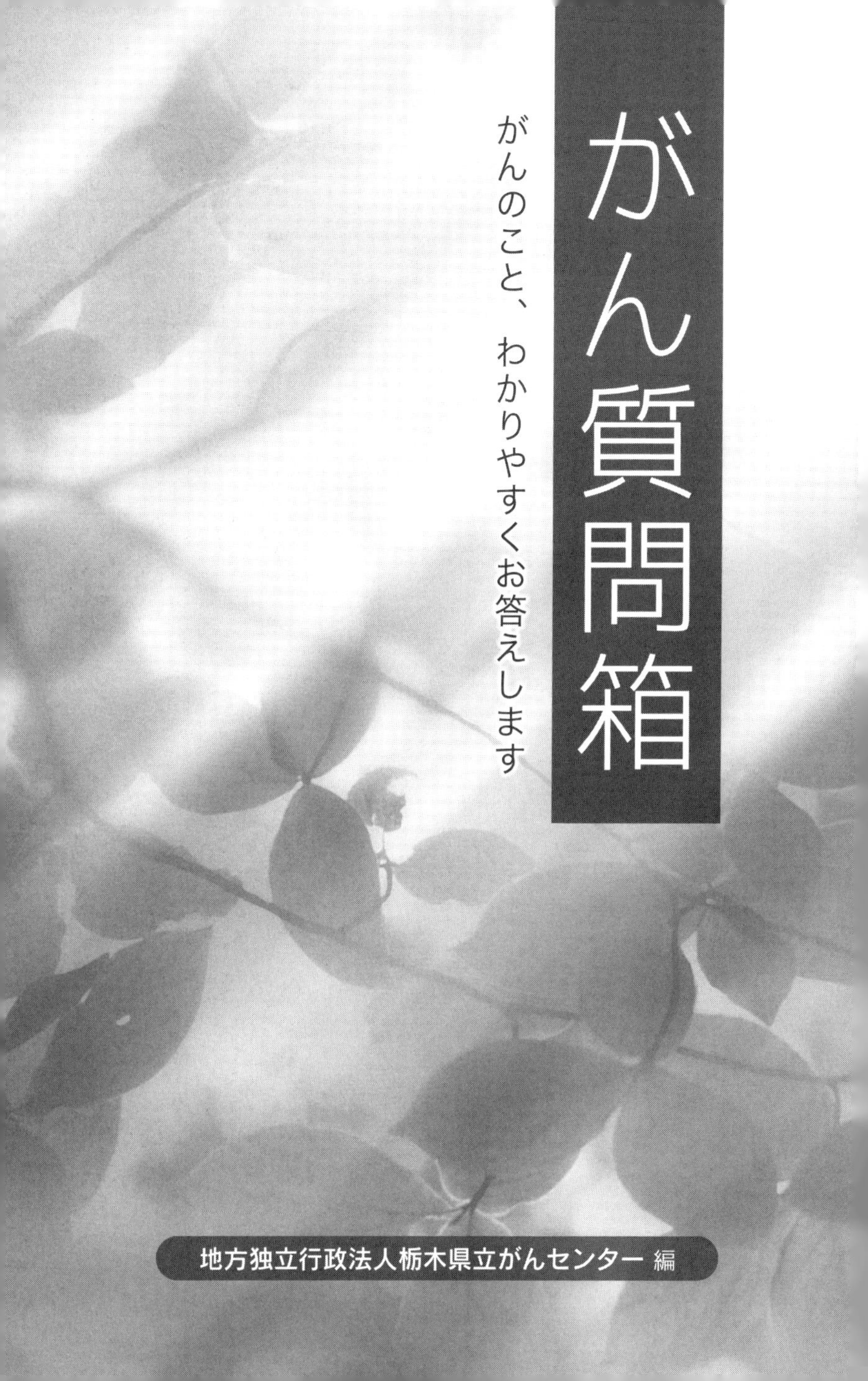

がん質問箱

がんのこと、わかりやすくお答えします

地方独立行政法人栃木県立がんセンター 編

まえがき

２０１６年４月１日より１年間にわたり、毎週金曜日の下野新聞くらし「健康」面に、みなさんが、がんに関していだく疑問に、栃木県立がんセンターの各専門スタッフがお答えしたものをもとに書籍化いたしました。

ふだん、外来や入院での検査や治療において、医師やその他の医療スタッフから患者さんやご家族へその過程について説明がなされます。その説明が説明文書を用いて行われたのち、十分理解・納得された段階で同意の署名などをいただきます。この医療のことを「説明と同意」（インフォームド・コンセント）と称しています。

本書は、健康な方あるいは既にがんに罹った方でも、がん診療におけるインフォームド・コンセントがなされる前に読まれることで理解が深まるように各項目が書かれています。病院での説明の際はなるべく分かりやすい言葉で書かれた説明文書を、分かりやすい言葉で話すように心がけていますが、どうしても専門的用語が多く記載されてしまいます。新聞掲載の話しをいただいた時点で、小学校高学年生が理解できる表現で書くことを担当スタッフに頼みました。

内容・構成は、がん全般、予防・検診、検査、症状やからだの臓器別にみた、知っておくと有用な事項、そして治療法や専門的用語の説明などが図とともに書かれています。目次で「この言葉はどんなことだろう?」と疑問に思った項目を見ることも便利な使い方になると思います。

国は2007年に「がん対策基本法」という法律のもと、「がん対策推進基本計画」を作りました。これからも、がん診療の環境がよくなるように、都道府県の地域別、医療機関などに仕組みづくりをしていきます。その法律では、がん患者団体との協力やがん患者を含めた国民などの努力が必要であると示されています。

是非、この本を通してがんに関する知識を深めていただければありがたいです。

2017年6月
地方独立行政法人 栃木県立がんセンター　理事長・センター長　清水 秀昭

もくじ

本書は下野新聞紙上で連載した「がん質問箱@県立がんセンター」(2016年4月1日〜2017年3月31日・毎週金曜日)と、「親子で学ぶ 生活習慣病」(2016年10月4日〜2017年3月28日・毎週火曜日)の一部をもとに加筆・修正をし、書籍化したものです。

個人の肩書きや医療情報は出版時のものです。

がん質問箱

がんのこと、わかりやすくお答えします

Q がんはなぜできるのですか。

A 遺伝子異常により正常細胞ががん細胞となり、やがて「がん（悪性腫瘍）」となります。

「がんはなぜできるのか」「各種がんの検査・治療はどんなものなのか」「生活の中でのがん予防、治療中・後の食事やリハビリテーションはどうしたらいいのか」。本書では、こうした質問にお答えしていきます。がん情報サービス「最新がん統計（２０１２年データ）」によると、生涯でがんになる確率は日本人の男性で63％、女性で47％です。このことから２人に１人はがんになるといわれており、また３人に１人はがんで死亡します。がんは１９８１年から日本人が亡くなる最も多い原因となっています。

がんはなぜできるのでしょうか。

人間の体は約60兆個（37兆個という説もあります）の細胞から構成されています。細胞の核には、同じ形状・働きを持つ細胞をつくるための遺伝情報を持った遺伝子があります。

遺伝子は一定の機序で複製されますが、何らかの刺激を受けて突然変異という変化を起こし、遺伝子異常が生じます。たばこ、過度の飲酒、バランスの悪い食生活、細菌・ウイルスの感染や運動不足など複数の因子が突然変異の原因となります。遺伝子異常により正常細胞ががん細胞となり、やがて「がん（悪性腫瘍）」となります。

子宮頚がん（20代）や乳がん（30～40代）は若い時から注意が必要ですが、一般的には40、50歳を過ぎたころからがんに罹り、高齢になるほど確率が高くなります。先に挙げたたばこなどをやめることでがんになることを遅くできます。

2006年にがん対策基本法が成立しました。がんによる死亡者を減らし、がん患者と家族のつらさを減らして療養生活の質を維持向上させ、さらに、がんになっても安心して暮らせる社会をつくるために、国・県・医療機関（がん診療連携拠点病院など）と一般の人々が一緒になってがんに取り組んでいます。拠点病院にはがん相談支援センターがありますので、がんに関する窓口としてご利用ください。

理事長・センター長　清水 秀昭

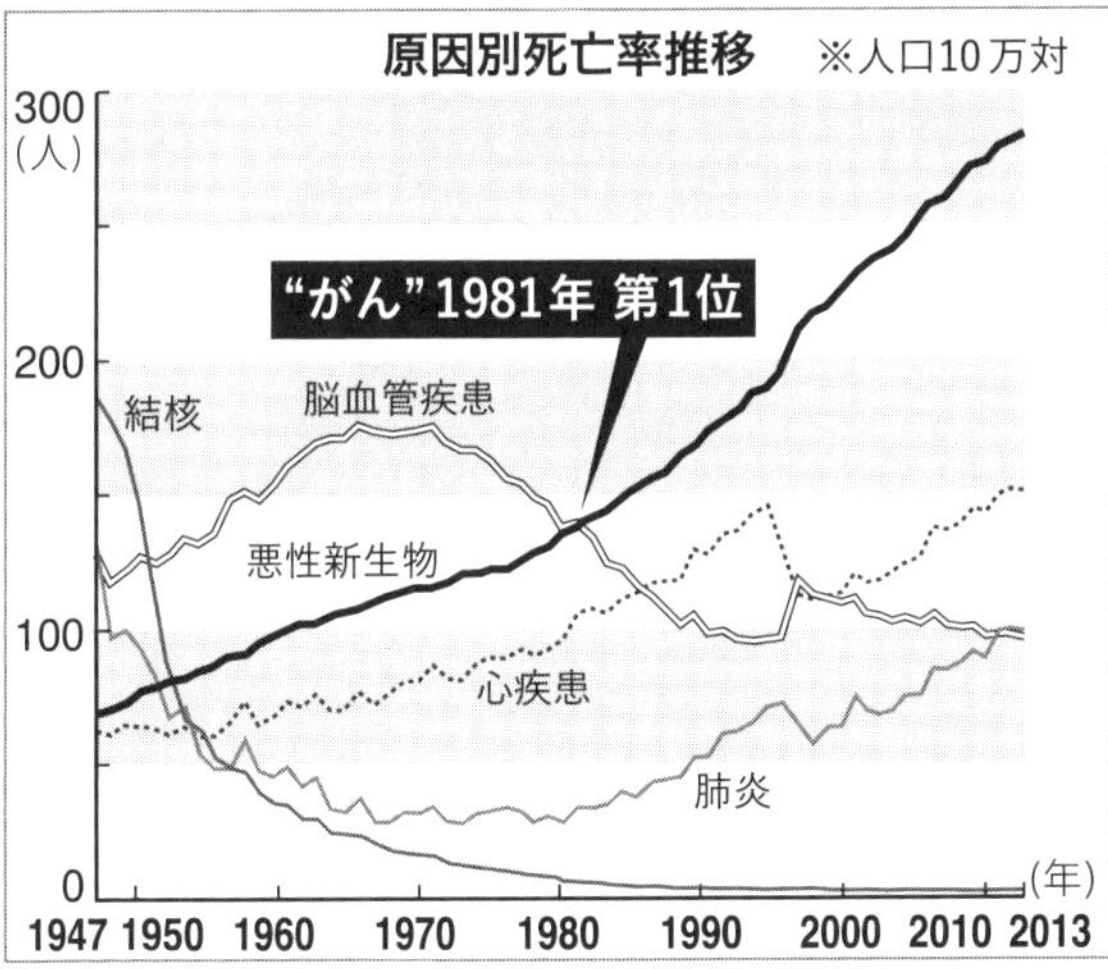

がんの統計2014年版（がん研究振興財団）より

Q どのようながんが多いのですか。がんは増えているのですか、減っているのですか。

A 第1位は大腸がんです。がんにかかる人も、がんで亡くなる人も人数としては増えています。

がんはさまざまな部位にできますが、罹患（がんにかかること）と死亡（がんで死亡すること）では異なります。

ちなみに罹患の第1位は大腸がんです。男女別にみると男性では1位胃がん、2位大腸がん、3位肺がん、女性では1位乳がん、2位大腸がん、3位胃がんの順です（2012年にがんにかかった数の順）。一方で死亡の第1位は肺がんです。男女別に見ると、男性では1位肺がん、2位胃がん、3位大腸がん、女性では1位大腸がん、2位肺がん、3位胃がんの順です（2014年にがんで亡くなった人数の順）。わが国では2014年の1年間でがんによって亡くなる人は36万8103人（男性21万8397人、女性14万9706人）でした。全体の死亡の28・9％を占め、死因の第1位です。

がんにかかる人も、がんで亡くなる人も人数としては増えています。がんは年齢が高くなるに従ってかかりやすくなり、死亡しやすくなりますので、近年のがんの罹患数・死亡数の増加は高齢化が

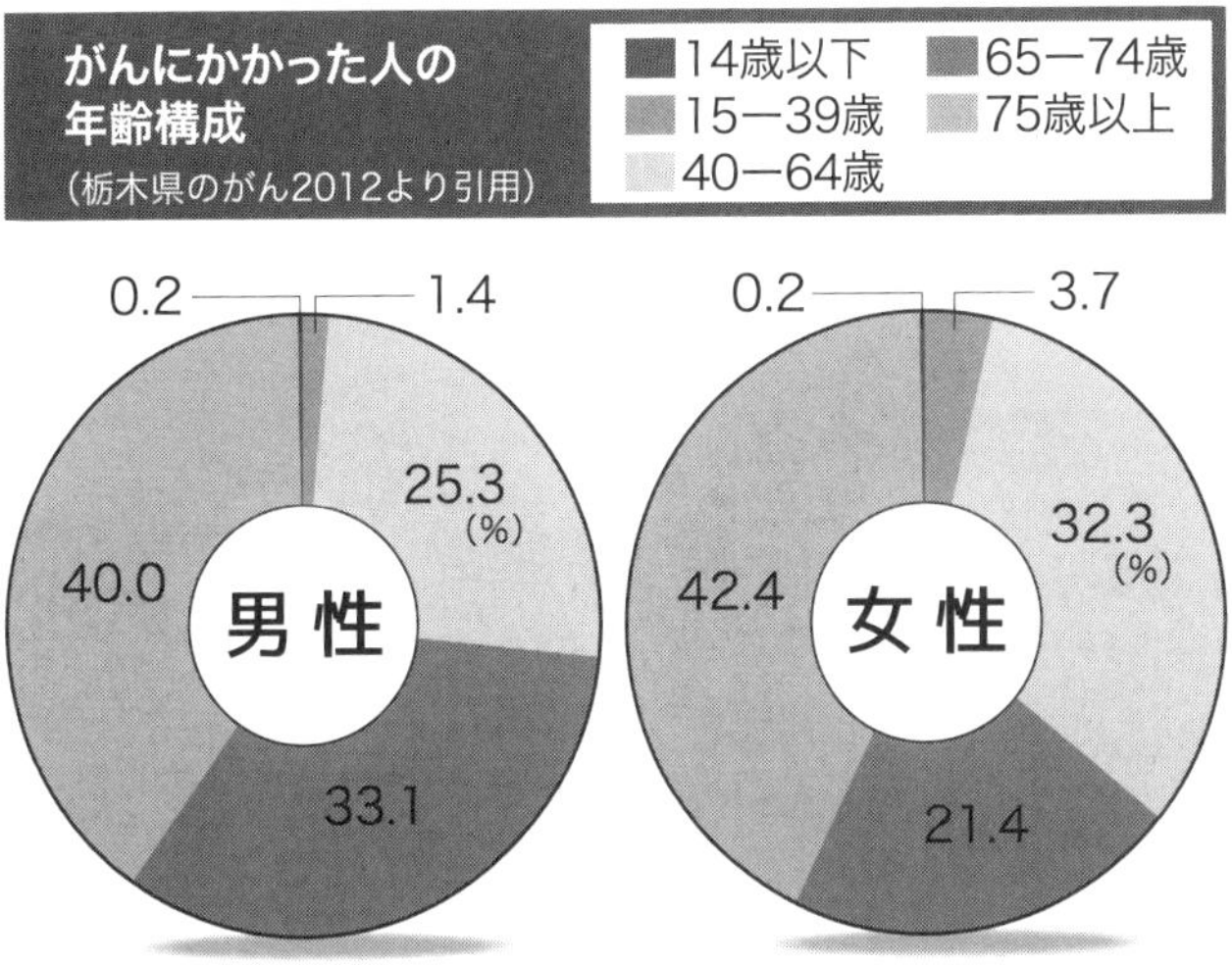

大きな要因になっています。

がんの診断も治療も進歩していますので、実際に人口の高齢化の影響を除いたがん全体の死亡率は近年減少傾向にあります。その中で死亡が増えているのは、膵臓がんと乳がんです。特に乳がんはかかる人も明らかに増えています。

栃木県立がんセンターでは栃木県のがん情報を収集して統計値を出しています。栃木県では２０１２年にがんにかかった数は、１万２５０２件でした。65歳以上の割合は男性では73%、女性では64%を占めました。一方、働き盛りの40～64歳の年齢層も男性では25%、女性で32%を占めています。

がんの実態を把握し、生存率や検診との関係などを解析して栃木県のがん対策に役立てています。

がん予防情報相談部 部長　大木 いずみ

Q がん家系とは、どのような家系ですか。

A 遺伝だけでなく、家族が同じ地域に住み同じような生活習慣を共有している場合にも認められることがあります。

スウェーデンは人口500万人くらいの小さな国ですが、全国民のがんの病歴が登録されています。そのスウェーデンでがんを発症した子供とその両親のがん発症の関係を調べた研究が報告されています。

子供が75歳までに大腸がんを発症するリスクは、両親のいずれかが大腸がんを発症している場合には1・9倍、子供が60歳未満で大腸がんを発症するリスクは両親が40歳未満で大腸がんを発症している場合に9・9倍、両親が40～49歳でがんを発症している場合には5・5倍に増加します。

乳がん、肺がん、膀胱がん、前立腺がんなど多種類のがんで同様の結果が認められ、両親のいずれかが若年でがんを発症している場合に子供が同じがんを発症するリスクが高くなると報告されています。

このような家族性のがん発症の原因は遺伝だけでなく、家族が同じ地域に住み同じような生活習慣を共有している場合にも認められることがあります。

一方、一つの遺伝子の変化が多種類のがんを発症する遺伝性腫瘍症候群と呼ばれる病気も知られています。代表的なものとして、大腸がん、胃がん、子宮体がん、卵巣がん等を発症するリンチ症候群や乳がん、卵巣がん、前立腺がん、膵がん等を発症する遺伝性乳がん卵巣がん等があります。

栃木県立がんセンターでは、このような家族性のがんが疑われる場合に、家族歴や病歴を調べ、遺伝子検査で遺伝性腫瘍の可能性を診断し、がん発症のハイリスクと考えられる方をフォローアップするがん予防・遺伝カウンセリング外来を開設しています。身内にがんが多く、ご自分がまだがんを発症していない方でも受診可能ですので、がんの遺伝について心配がある方の受診をお待ちしています。

がん予防・遺伝カウンセリング科 科長　菅野　康吉

両親のがん罹患歴と子供のがん発症リスクとの関係

	子供のがん発症年齢	両親のがん発症年齢		
		年齢によらず発症	40歳未満	40-49歳
大腸がん	0-76歳	1.9倍(1.8-2.0)	8.3倍(5.7-12.1)	4.4倍(3.6-5.4)
	60歳未満	–	9.9倍(6.8-14.4)	5.5倍((4.4-6.8)
	60-76歳	–	–	1.2倍(0.6-2.5)
乳がん。	0-76歳	2.0倍(1.9-2.1)	4.7倍(3.9-5.7)	2.9倍(2.7-3.2)
	60歳未満	–	5.2倍(4.4-6.3)	3.0倍(2.7-3.3)
	60-76歳	–	–	1.8倍(1.3-2.3)
前立腺がん	0-76歳	2.3倍(2.2-2.4)	–	5.2倍(2.5-10.9)
	60歳未満	–	–	7.8倍(3.2-18.7)
	60-76歳	–	–	3.8倍(1.0-15.2)

(　)内は95%信頼区間を示す

KharazmiE、ほか. Familial .risk of early and late onset cancer:nationwide prospective cohort study.BMJ.345:e8076,2012より引用

Q がんの転移とは、どのようなことをいうのですか。

A がん細胞が血液、リンパ液に運ばれて、離れた臓器で増殖したものが転移です。

がん（悪性腫瘍）は転移をしますが、良性腫瘍は転移しません。つまり転移する能力があるのかないのかが、悪性腫瘍と良性腫瘍とを分ける大きな違いです。

転移とは、がんが最初に生じた場所（臓器）から離れた場所（臓器）にがんが生じていることを言います。例えば、大腸がんと診断され、さらに肝臓にもがんが見つかった場合、この肝臓のがんは肝転移と呼ばれます。がんはどの臓器にも転移しますが、頻度として多いのは肝、肺、脳、骨です。

では、なぜ転移が起こるのでしょうか。正常細胞ががん化した後、がん細胞が増えます（増殖）。増殖に伴い、がん細胞が周囲組織に侵入していきます（浸潤）。この浸潤も良性腫瘍では起こりません。浸潤の結果、一部のがん細胞が、血管あるいはリンパ管の中に入り込みます。

血管等に入り込んだがん細胞は血液あるいはリンパ液に運ばれて、離れた臓器にたどり着きます。そこで再び浸潤、増殖したものが転移です。転移の特殊な形として、腹膜転移（腹膜播種）があります。

これは、胃がんや大腸がんなど腹部臓器のがん細胞が血管やリンパ管に入るのではなく、直接、腹膜へ広がって生じるものです。

転移とよく似た言葉に、再発があります。再発と転移はどう違うのでしょうか。再発は、再びがんが生じたことを示す言葉で、治療してなくなったと思ったがんが再び出てきた状態のことを言います。従って、転移により再発することもありますし、がんを切除した所に再びできるもの（局所再発）もあります。

転移は、がん細胞が全身を巡った結果として起きることなので、一般に治療が困難です。治療は、外科的に切除できれば切除しますが、そうでなければ抗がん剤治療や放射線治療となります。最近は新たな抗がん剤が次々に開発され、転移の治療は進歩しており、治療成績も徐々に向上しています。

統括診療部 部長　藤田 伸

転移の仕組み

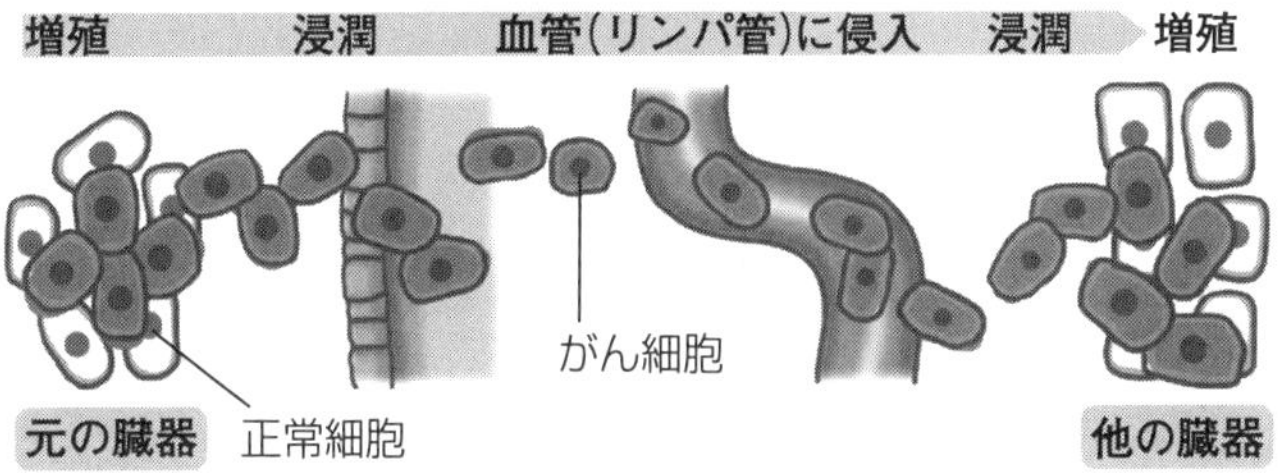

Q 国や県のがん対策は、どのように行われていますか。

A 三つの大きな目標として「がんによる死亡者の減少」「がん患者と家族の苦痛の軽減など」「がんになっても安心して暮らせる」を立てました。

国や県のがんの政策の『この10年とこれから』について話します。国は２００７年に「がん対策基本法」という法律の下、「がん対策推進基本計画」を作りました。計画を練る会議には、患者代表などの方々が参加したことが新しい取り組みでした。患者さんの視点を取り入れて、国・県や医療機関などが「がん対策」を行っていくためです。

三つの大きな目標として「がんによる死亡者の減少」「がん患者と家族の苦痛の軽減など」「がんになっても安心して暮らせる」を立てました。さらなる改善を目指して、２０１６年12月には、改正がん対策基本法が成立しました。その特徴は、企業ががん患者の雇用継続への配慮に努めることや、国や地方公共団体のがん教育推進を新たに求めたことです。

２０１７年６月には、第３期がん対策推進基本計画の策定が予定されていて、三つの目標は「予防」

「治療」「共生」と表現される予定です。改正法に明記された内容の推進などが期待されています。

栃木県におきましても、国が策定した第三期がん対策推進基本計画を念頭に、2018年3月をめどに、県がん対策推進計画を策定する予定です。県がん診療連携拠点病院である栃木県立がんセンターは県と連携し、役割を担っていきます。

理事長・センター長　清水　秀昭

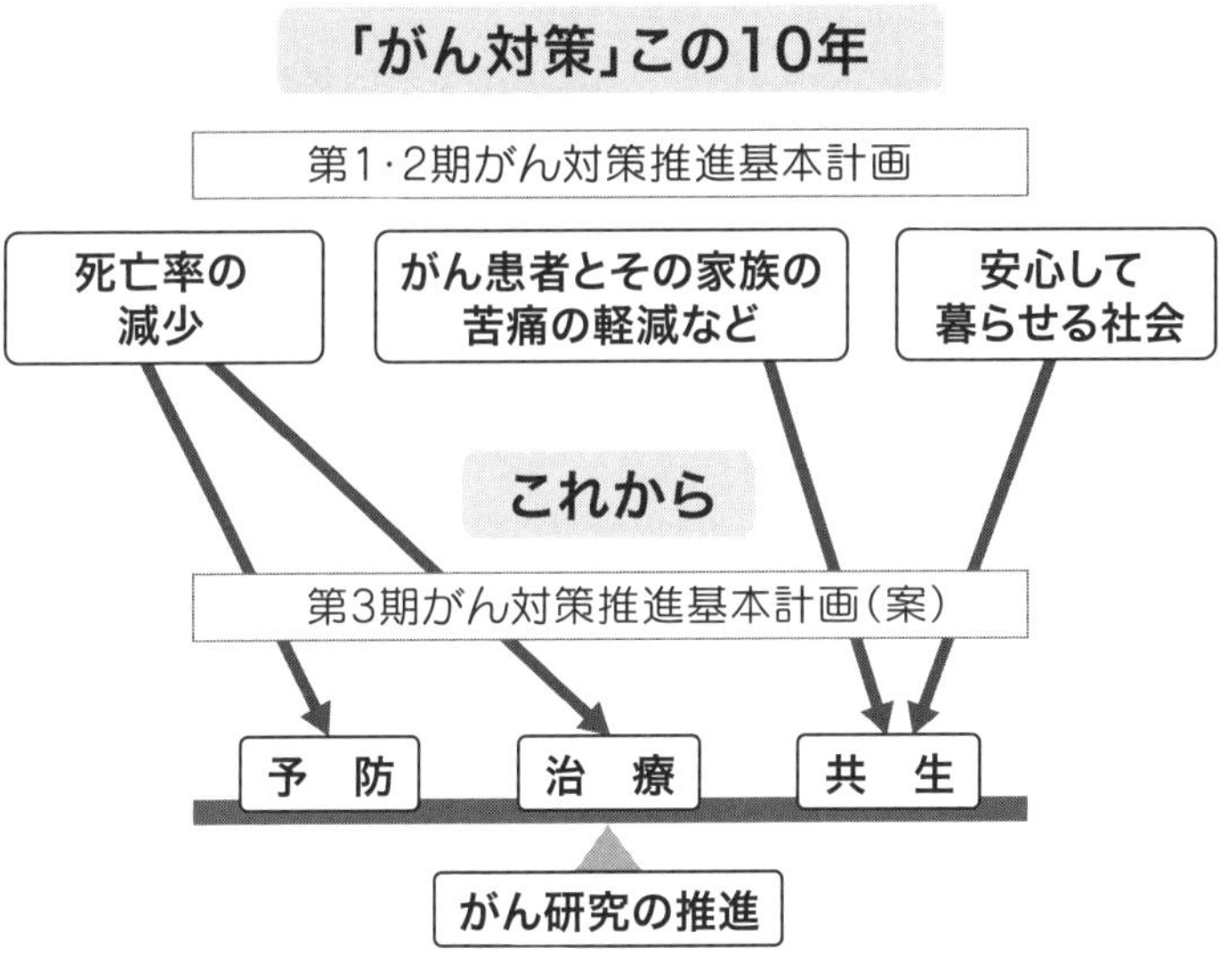

Q 毎日の食事でがんにならないようにするにはどのようなことに注意すればよいですか。

A 「薄味でバランスのとれた食事」を「毎日規則正しく食べる」食習慣が大切です。

1981年以降、がんは日本人の死因の第1位となり、身近なものとなりましたが、まだまだ恐れられている病気です。一方で、がんは生活習慣・生活環境の見直しによって、予防可能な病気であることが分かっています。「がんを防ぐための新12箇条」（がん研究振興財団）を参考にしてください。

がんを予防するには、まず「4条　バランスのとれた食生活を」することが大切です。主食（ごはん・パン・めん等の料理）・主菜（魚・肉・卵・大豆製品等の料理）・副菜（野菜等の料理）をそろえた食事を意識すると、食卓の彩りもよくなり、栄養面でもバランスのよい食事になります。好きな物ばかり繰り返し食べるのではなく、いろいろな物を食べることが大切です。

次に「5条　塩辛い食品は控えめに」とあるように、塩分の摂取を抑えることが大切です。①薄味の食事に少しずつ慣れる ②調味料として使用頻度の多いしょうゆは、だし割りしょうゆにする ③しょうゆ・ソースは直接かけずに小皿にとってつけて食べる ④麺類の汁は残す ⑤みそ汁は具だくさ

がんを防ぐための新12箇条

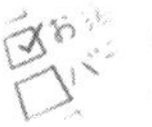

あなたのライフスタイルをチェック
そして今日からチェンジ！

1条 たばこは吸わない
2条 他人のたばこの煙をできるだけ避ける
3条 お酒はほどほどに
4条 バランスのとれた食生活を
5条 塩辛い食品は控えめに
6条 野菜や果物は不足にならないように
7条 適度に運動
8条 適切な体重維持
9条 ウイルスや細菌の感染予防と治療
10条 定期的ながん検診を
11条 身体の異常に気がついたら、すぐに受診を
12条 正しいがん情報でがんを知ることから

んにする⑥香辛料や酸味を上手に使うなど、すぐにでもできることがたくさんあります。

さらに「6条　野菜や果物は不足にならないように」。特に旬の野菜は栄養価が高く手頃な価格で手に入りやすいので、上手に料理に取り入れましょう。また野菜は生で食べるよりも、加熱すると食べやすくなり量も食べられます。さらに緑黄色野菜とその他の野菜は1対2の割合で食べると理想的です。

最後に、これがいい、あれがいいという情報に振り回されたり、通常手に入らないような特別な食品を買ったりする必要はありません。毎日の食事でがんにならないようにするには「薄味でバランスのとれた食事」を「毎日規則正しく食べる」食習慣が大切です。

栄養管理科 科長　横山 由美子

Q たばこは健康に良くないと分かってはいますが、やめることができません。意志が弱いからですか。

A 禁煙に必要なのは「意志」よりも「医師」です。

喫煙は、がんの原因の中で、予防可能な最も大きな原因です。がん予防には、たばこを吸わないことが最も重要です。

たばこに含まれるニコチンには覚醒剤と同じくらいの強い依存性があります。喫煙は「ニコチン依存症」という病気です。たばこを吸っている人が感じている満足感は、のどがカラカラに渇いて水を飲んだ時、あるいはトイレに行きたいのを我慢していて、やっと行けた時、などの感覚に似ています。のどの渇きや尿意を我慢するのもつらいですが、喫煙者にとってたばこを吸わずに我慢することは、もっとつらいことです。吸えば一瞬ストレスから解放されますが、すぐにまた吸いたくなります。

意志の力だけでこの病気は治せません。病院で治してもらうのが一番です。栃木県立がんセンターの禁煙外来では、その方の「禁煙しにくさ」の違いを見極め、最も合った禁煙補助薬をお勧めしています。大まかには「吸いたくなるから吸ってしまう」という方には、パッチやガムなどのニコチン製剤、「たばこがまずくなればやめられるのに」と思っている方には、ニコチン受容体作動薬である飲み薬がお勧めです。

現在、禁煙治療には健康保険等が適用されています。禁煙補助薬を使った場合の治療期間は薬によって異なりますが、8～12週間です。治療費は自己負担3割として、1日1箱喫煙する方なら、たばこ代より安い費用で禁煙治療が受けられます（健康保険等で禁煙治療が受けられない医療機関もあります）。

禁煙補助薬を使うと、とても禁煙しやすくなります。けれども依存症は実のところ、かなりやっかいな病気です。薬を使って禁煙を試みたことがあるが失敗した、あるいは治療後しばらくしてからまた喫煙を再開してしまったという方が多くいらっしゃいます。でも、どうか諦めないでください。なぜ失敗したのかをよく考えれば、次の治療に生かすことができます。

禁煙に必要なのは「意志」よりも「医師」です。自分一人で頑張る必要はありません。

呼吸器内科 科長・禁煙サポート「緑の外来」担当医　神山 由香理

タイプ別の禁煙補助薬

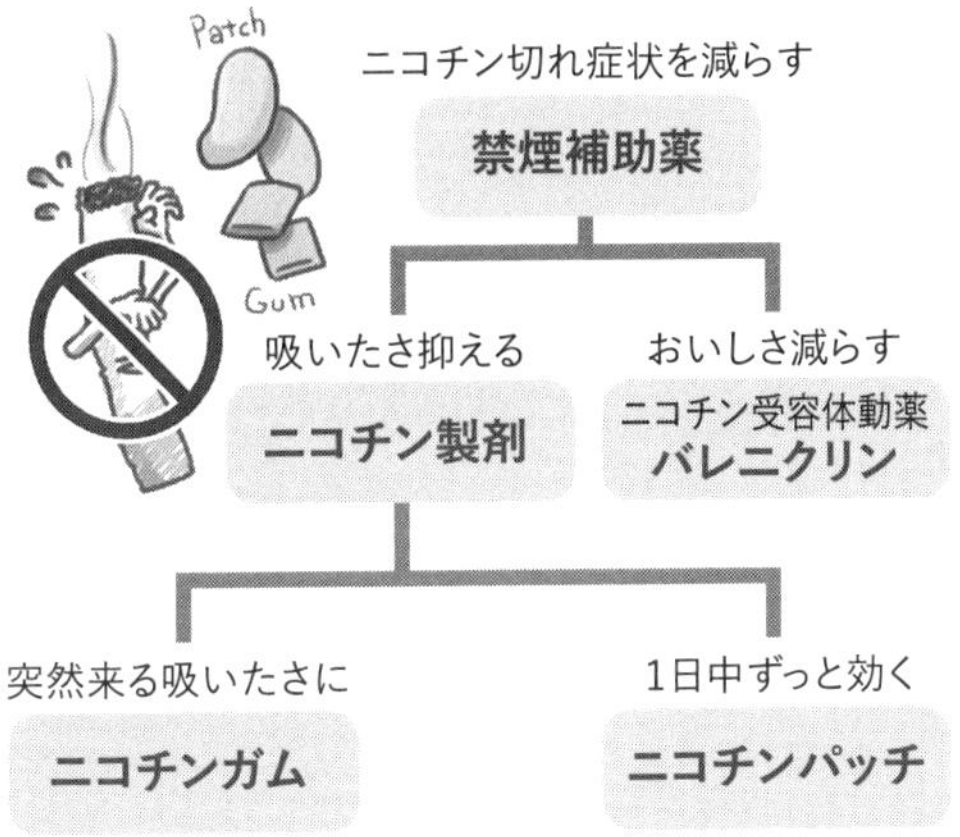

Q なぜ、がん検診を受ける必要があるのですか。

A 早期発見・早期治療を行うことで、がんによる死亡率を低下させるというメリットがあります。

がんは日本人の死因の第1位であり、年間35万人以上の方が亡くなっています。しかし、近年は診断や治療技術などの進歩によって早期発見・早期治療が可能となり、治せるがんも増えてきました。バランスの良い食事や適度な運動、禁煙、節酒などの生活習慣を心掛けていても、がんを完全に防ぐことはできません。がんになっても、早期に見つけて治すことが大切です。

がん検診には早期発見・早期治療を行うことで、がんによる死亡率を低下させるというメリットがあります。早期のがんは自覚症状がほとんどありません。無症状のうちに検診で発見されたがんは進行していないことが多く、早期に治療することにより治せる可能性が高くなります。「症状がないから大丈夫」「受診する時間がないから」と後回しにせず、積極的にがん検診を受けることをお勧めします。

しかしながら、がん検診によってがんが100%見つかるわけではありません。がんの場所や種類

効果の確立されたがん検診

種　類	検査項目	対象者	受診間隔
胃がん検診	問診に加え、胃部エックス線検査又は胃内視鏡検査のいずれか	50歳以上 ※当分の間、胃部エックス線検査については40歳以上に対し実施可	2年に1回 ※当分の間、胃部エックス線検査については年1回実施
子宮頚がん検診	問診、視診、子宮頚部の細胞診及び内診	20歳以上	2年に1回
肺がん検診	質問（問診）、胸部エックス線検査及び喀痰細胞診	40歳以上	年に1回
乳がん検診	問診及び乳房エックス線検査（マンモグラフィ） ※視診、触診は推奨しない	40歳以上	2年に1回
大腸がん検診	問診及び便潜血検査	40歳以上	年に1回

（厚生労働省の指針より）

によっては見落とされてしまうこともあります。時には、がんではないのに「がん疑い」と診断されて身体に負担がかかってしまうこともあります。このように、がん検診にはメリット・デメリットがありますので、そのことをよく理解した上で、皆さんの健康と安心のためにがん検診を受診してください。

がん検診は市町村や各医療機関・検診機関等で行われていますが、栃木県立がんセンターでもがん専門病院の診療機能を生かした質の高い検診を提供しています。経験豊富な医師や技師が各検査に当たり、専門医による診断が行われています。

がん検診で「要精密検査」と診断された場合には、精密検査を受けないと検診の意味がありません。必ず、精密検査を受けて下さい。自分の健康を守るためにも、定期的にがん検診を受けましょう。

がん情報相談課 保健師　安田 佳苗

Q がんの検査で行うCT（コンピューター断層撮影）検査と、MRI（磁気共鳴画像）検査の違いは何ですか。

A CTは、X線を使って、MRIは、強力な磁場と電磁波を使って、画像を作ります。

CT検査とMRI検査はどちらもトンネル状の装置に寝た状態で入り、体の断層像を撮影する検査です。大変よく似ていますが撮影原理はまったく異なり、それぞれに特徴があります。

CT検査は人体にいろいろな方向からX線を照射して、透過してきたX線の吸収差をコンピューターが解析し、輪切り画像を作成する検査です。輪切りにすることで人体内部を詳細に診断することができます。

CTの利点は何といっても撮影時間の早さです。胸部から骨盤部までを15秒程度の息止めで、一度に撮影することができます。このため広い範囲を診断するのに適しています。欠点はX線による被ばくを伴うということです。

MRI検査は放射線を使わず、強力な磁場とFMラジオと同じ周波数帯の電磁波を利用して断層像を得る検査です。磁場内に置かれた人体に電磁波を照射すると、体内の水分や脂肪組織に含まれ

CT検査とMRI検査の比較

	CT検査	MRI検査
画像化するもの	X線の吸収差	水素原子の状態
放射線被ばく	あり	なし
検査時間	5分〜10分	20分〜40分
得意な部位	肺・腹部臓器・骨	脳・乳腺・脊椎・骨盤内臓器・四肢
苦手な部位	骨盤内臓器	肺・消化管
検査料（3割負担）	単純：約5000円 造影：約8000〜1万2000円	単純：約7000円 造影：約1万〜1万4000円

る水素原子が共鳴し信号を出します。この信号を解析し、画像化しています。

MRI画像はCT画像に比べ組織コントラストが高く、正常組織と疾患部位のわずかな違いを描出することが可能です。しかし一度に検査できる範囲が狭く、通常は脳MRIや乳腺MRIのように臓器ごとにしか検査できません。

その他にも、条件を変えながら撮影を繰り返すため検査時間が長い、撮影中は装置内の金属コイルが振動し大きな音が発生する、装置が狭いので閉所恐怖症の方には向かないなどの欠点があります。また強力な磁場を用いるため、体内に電子機器や金属が埋め込まれている方は検査を受けられない場合があります。

このようにCT検査とMRI検査はそれぞれに特徴があり、部位や目的によって使い分けられ、補い合っています。

放射線技術科　主査　大野　秀幸

Q がんの検査にCT（コンピューター断層撮影）の造影検査は本当に必要なのですか。

A 不要な検査を避け、治療計画を練るなど診療を次の段階へスムーズに進めることが可能となります。

まず造影剤による副作用が気になる方もいるでしょうが、では造影CTが本当に必要なのかどうか、その重要な役割について触れます。

①リンパ節の診断……リンパ節の転移腫大を評価することは、病期や再発の診断で大切です。リンパ節は本来、脈管（動脈や静脈など）の周囲に位置するものですから、単純CTでは両者の区別が難しく、蛇行する脈管をリンパ節と見間違える可能性もあります。造影CTであれば、脈管構造は明瞭に造影されますので、判別がしやすく小さなものも拾い上げることが可能です。

②造影ダイナミック検査で病理診断を推定……造影剤を急速に静注して同じ範囲の撮影を繰り返すこと（造影ダイナミック検査と呼

造影剤投与による変化

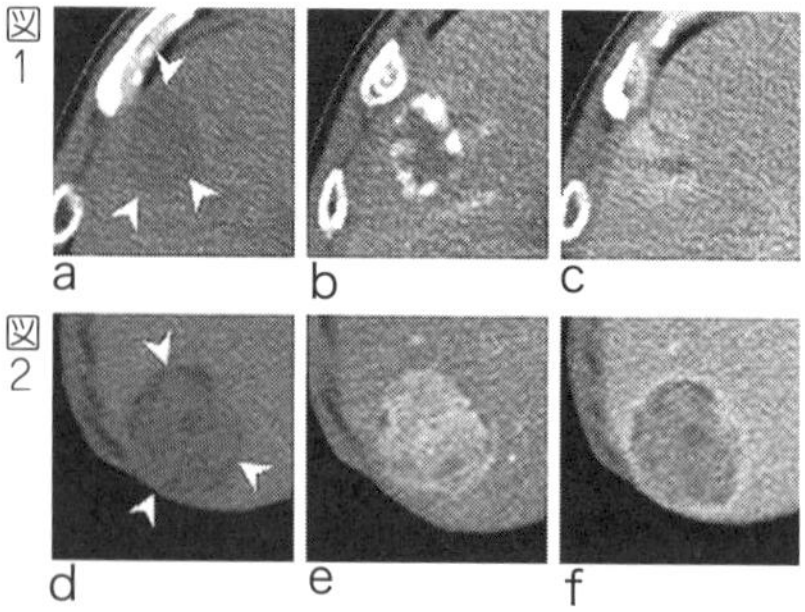

びます）で、臓器の変形を来さないほどの小病変が検出できたり、診断を絞り込むのに役立ったりと、がん診療に不可欠な手法となっています。特に腹部臓器で有用性が知られ、ここで肝臓に発生する二つの腫瘍病変を取り上げてみましょう。

図1は肝臓によくある良性病変の代表とされる血管腫、図2は肝細胞がんです。造影剤を入れる前の単純CT（a、d）では、両者とも楕円形の腫瘤で判別はこの段階では難しいです（矢印）。いずれも周囲の肝臓（図では扇状のグレー調の部分が肝臓に相当）よりも黒く見えます（CTの専門用語で『低吸収』と言います）。造影ダイナミックCTの早い時相（造影剤を静脈内に投与開始して約40秒）で、血管腫（図1は病変を縁取るように綿花状の高吸収（白い粒のように見えます：b）が複数認められ、後期相（約3分後：c）では全体的にほぼ均一な淡い高吸収です（ボーッと見ると認識が難しいほどです）。一方、肝細胞がん（図2）の造影CTの早い時相（e）は全体が白く高吸収となり、後期相（f）では病変の内部が低吸収に転じています（周りにはリング状の帯がありそうです）。これらのCT所見（単純CTと造影ダイナミックのパターンの組み合わせ）はそれぞれに典型的で、画像上はほぼ間違いないと判定できますので、それ以上の不要な検査を避け、治療計画を練るなど診療を次の段階へスムーズに進めることが可能となります。

最後に、造影CT検査はエックス線被ばくや造影剤の副作用という短所がありますから、検査の適応を常に慎重に考慮し、安全にその長所を最大限生かす工夫を心掛けています。

放射線診断科　科長　女屋　博昭

Q PET検査とは、どのような検査ですか。

A がんの病期診断、転移や再発の検査に有効です。

ＰＥＴとは、英語のポジトロン・エミッション・トモグラフィーの略でその頭文字をつなぎあわせた用語です。日本語では陽電子放射断層撮影といいます。放射性医薬品を体内に投与することにより、様々な用途・有用性があります。がん診療ではとくにＦＤＧという薬剤を投与して検査を行うことが多く、その特徴をみてみましょう。

①ブドウ糖代謝をみます

がん細胞は正常細胞より活発にブドウ糖を取り込むという性質があり、ブドウ糖に類似した構造のＦＤＧも多く取り込まれるため、その部分（ＦＤＧが集積した部分）を画像化することで診断に

卵巣がんの再発例

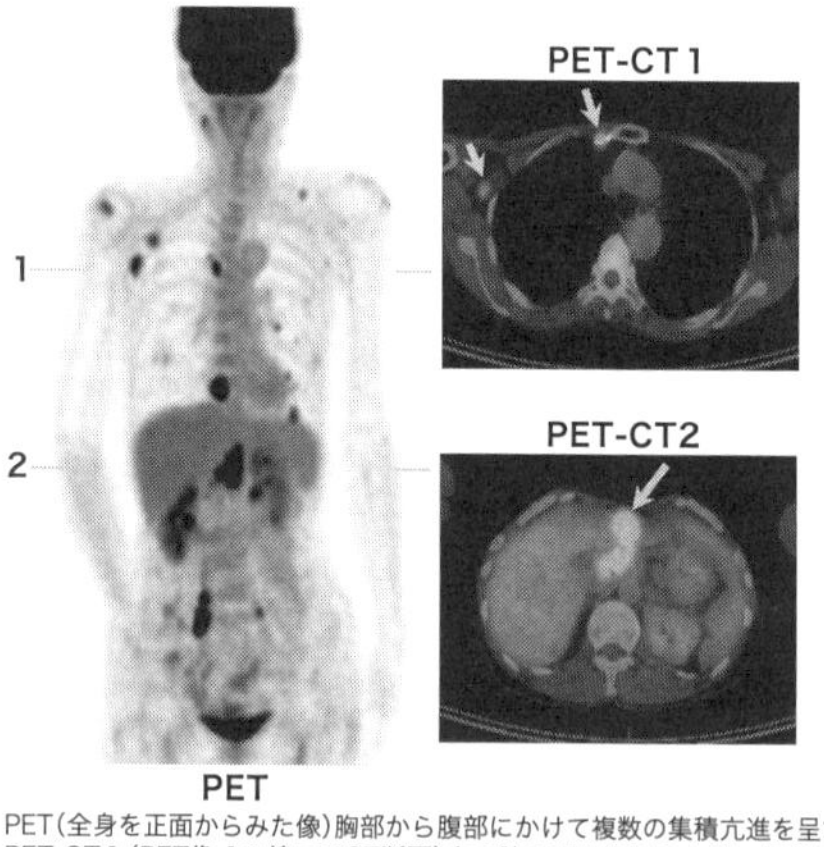

PET（全身を正面からみた像）胸部から腹部にかけて複数の集積亢進を呈す病変がある
PET-CT 1（PET像 1の線でのCT断面）右の脇の下と胸骨の右側に集積亢進を呈す症病変（矢印）があり、リンパ節への転移とわかります（骨への転移ではなく）
PET-CT 2（PET像 2の線でのCT断面）矢印の病変は　肝臓の一部に食い込むような播種性の病変と理解できます

利用します。そのため、CT（コンピューター断層撮影）やMRI（磁気共鳴画像）はがん病変の形態を描出して診断する（「形態診断」といいます）ことに対して、「機能診断」と呼ばれます。

②全身検査が一度に行えます

FDGを静脈に注射して約1時間後から撮影をはじめます。この間に薬剤が全身にいきわたり、がん細胞に集積してくるため、1回の検査でほぼ全身を調べることが可能です。がん細胞の体内分布を知ることで、病期診断、転移や再発の検査に有効です。また、がんが疑われながらも他の検査で病巣が見いだせない場合などにも威力を発揮することがあります。CT装置を併用するPET－CT検査であれば、機能情報と形態情報を融合して病巣の部位をより特定しやすくなります。

③限界もあります

体内には健常者でもブドウ糖代謝が活発な臓器、脳、心臓、肝臓があることや、FDGが体外へ排出される経路となる腎臓や膀胱などの臓器では、がん病巣の区別がつきにくくなります。また糖尿病で全身の糖代謝に変化があれば、解釈が難しい場面がでてきます（血糖値が高い場合、検査が適切でないこともあります）。

がんの種類によっても不得手があり、早期がんや悪性度の低いがん、1㎝未満の小さいがんなどは集積が低く描出が難しいものです。また、肺炎や膿瘍などの炎症や良性病変でも集積が強いものもあります。

放射線診断科 科長　女屋 博昭

Q 血液検査の腫瘍マーカーでがんと診断できるのですか。

A 腫瘍マーカーが異常値だけではがんとは診断できません。

腫瘍マーカーとは、がん細胞またはがん細胞と反応した正常細胞が産生する物質で、がん細胞の存在を示す目印（マーカー）となり、その物質が増えた時にがんの存在を疑います。

検査によって、身体のどの部分にがんができているか、がん細胞はどんな性質を持っているか、がんが再発していないかなどを調べられるので、診断や治療、経過観察の手助けになり、現在数多くの腫瘍マーカーが臨床の場で用いられています。CEAなど、がんの種類別の代表的な腫瘍マーカーは図1を参照してください。

図1

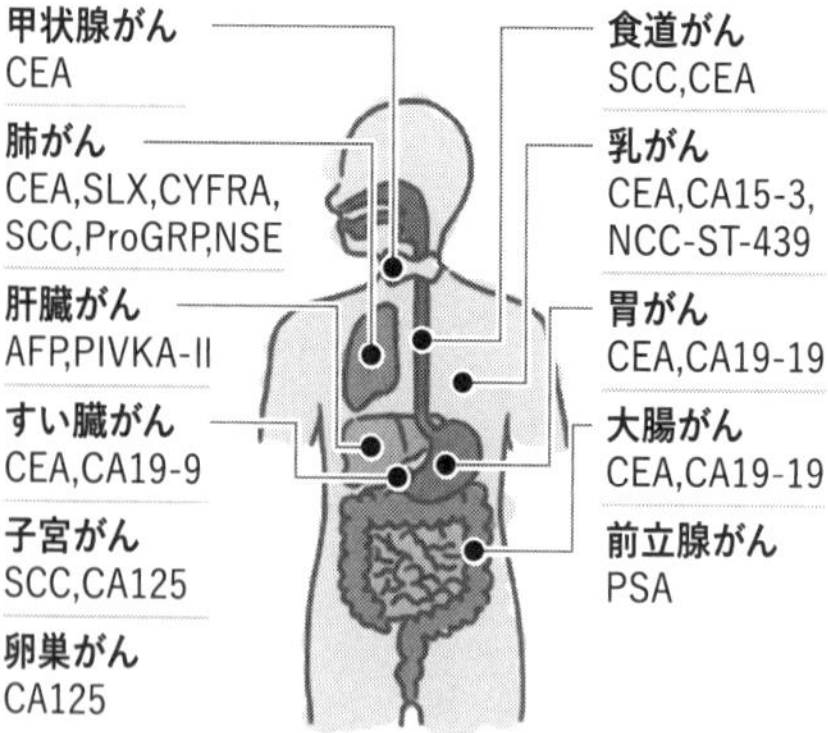

健康診断や病院で検査する多くの検査項目の基準値は、健康と思われる人の集団の測定値を基に中央の95％が含まれる範囲で設定していますが、腫瘍マーカーの基準値（カットオフ値）は、多くの人（健康と思われる人および対象となるがんの患者さん）の測定値を基に、この値で区切るのが最も診断効果がよいと考えられる値で設定しています。

ところが、中には多くの人と異なった値を示す人がいます。がんが存在しないのに腫瘍マーカーの値が上昇している場合や、がんが存在しても腫瘍マーカーの値が上昇しない場合です。

図2　※イメージ

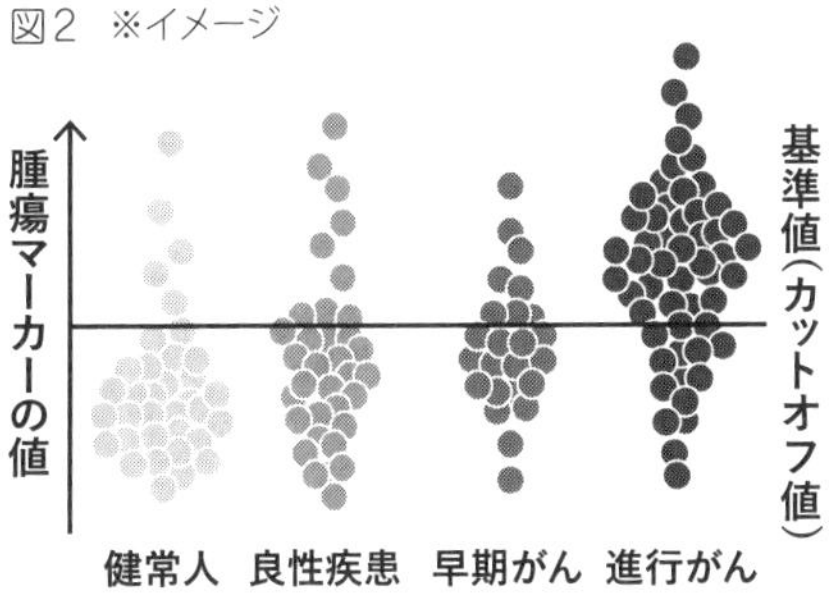

また、腫瘍マーカーはがん以外の良性疾患や加齢、喫煙などさまざまな要因によって高値になることもあります。図2は腫瘍マーカーの値の分布を模式的に表したものです。健康診断で腫瘍マーカーを検査する場合には、がんを発見する一つのきっかけと考えましょう。

がんの診断は、腫瘍マーカーの値だけではなく症状や内視鏡検査、画像検査（CT、MRI、超音波検査）など他の検査を含めた総合判断が不可欠です。腫瘍マーカーが異常値だけではがんとは診断できません。医療機関を受診し、医師にご相談ください。

検査技術科 副主幹　菊池 史江

Q 病理診断では、がんの何を診断しているのですか。

A 良悪性の判定、がんの種類（組織型）の決定、がんの悪性度や進行度の評価が行われます。

がんの治療方針を決定するためには正確な診断が必要です。患者さんが病院を受診された際には診断のためのさまざまな検査が行われますが、患者さんの体の一部を採取して標本を作製し、顕微鏡で詳しく観察して診断を行うことを病理診断といいます。

実際の病変部の細胞や組織を観察して診断しますので、最終診断としての役割を担っています。具体的には、良悪性の判定、がんの種類（組織型）の決定、がんの悪性度や進行度の評価が行われます。この病理診断を専門とするのが病理医です。

病理診断には細胞診断、生検組織診断、手術で切除・摘出された臓器・組織の診断、手術中の迅速診断、病理解剖があります。

細胞診断は痰や尿中の細胞や病変部に針を刺して、採られた細胞の良悪性の判定と組織型の推定を行います。生検組織診は病変部の組織を少量採取する検査で、良悪性の判定、がんの組織型の決

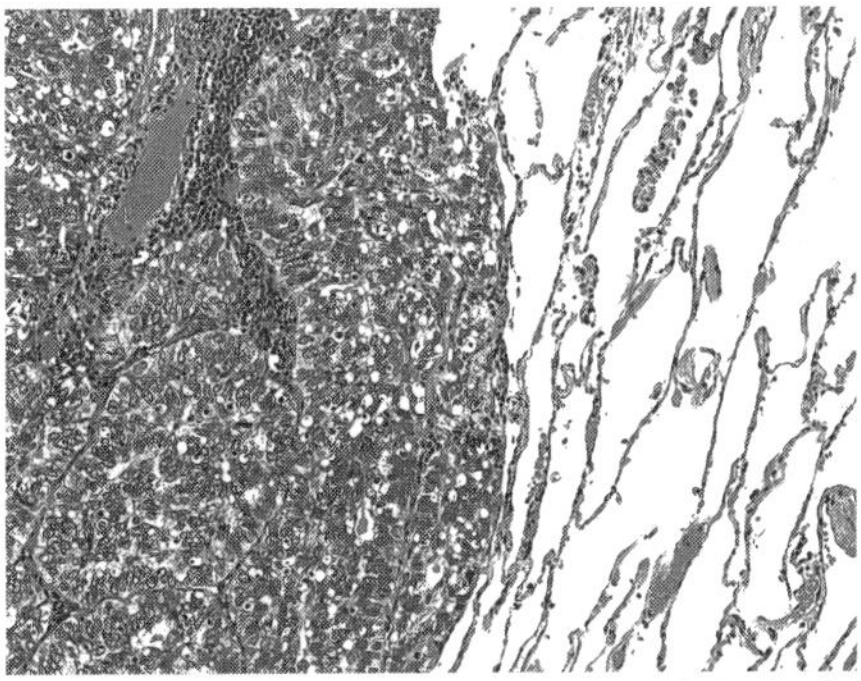

肺がんの組織像。左側ががん組織（腺がん）、右側は正常な肺組織

定と悪性度の評価を行います。細胞診断や生検組織診の結果を基に、治療方針が決定されます。

手術で切除・摘出された臓器・組織についてはがんの広がりを詳しく観察し、がんの進行度や、がんが完全に切除されているかの評価を行います。

手術中の術中迅速診断は切除された組織の断端にがんが残っていないか、病変ががんかどうかについて、10～20分程度で病理診断を行い、術者に報告します。この結果により切除範囲が変更されることもあります。

病理解剖は遺族の承諾の下に病死された患者さんの解剖を行い、がんの広がり、治療の効果、亡くなった原因などを検索します。この結果は今後のがん患者の診断や、治療に反映されます。

近年は次々と、新たな抗がん剤が開発されております。治療薬を選択するため、患者さんのがん細胞での特異的なタンパク質や遺伝子の発現の異常を判定することも、病理診断の役割の一つとなってきています。

病理診断科 副科長　星 暢夫

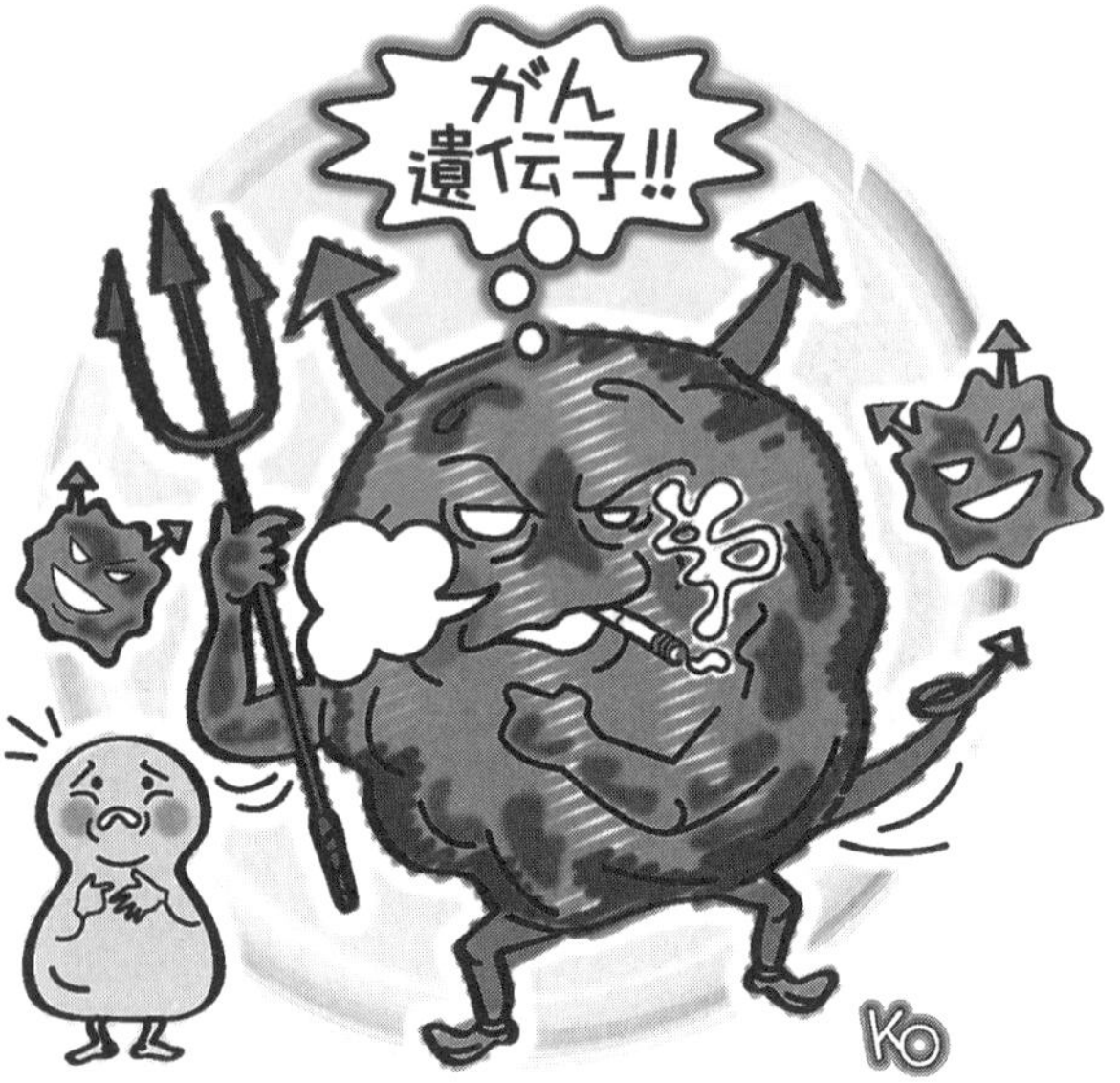

若《わか》い人でも骨《ほね》や筋肉《きんにく》などのがん(これを「肉腫《にくしゅ》」と呼《よ》びます)にかかることがあります。

日本では、胃《い》、大腸《だいちょう》、肺《はい》、肝臓《かんぞう》、女性《じょせい》の乳腺《にゅうせん》・子宮《しきゅう》、男性《だんせい》の前立腺《ぜんりつせん》などの臓器にがんができる人が多いですが、どのくらいの人が、どんながんにかかって、どんながんで死亡《しぼう》するのでしょう? これらのことを知ることで、どんなことができるでしょうか? 皆《みな》さんと一緒《いっしょ》に考えていきたいと思います。

理事長・センター長　清水 秀昭

つぎ 58P ②

親子で学ぶ がんのこと ①

Q どんな病気？

人の身体《からだ》は、およそ60兆個《ちょうこ》の「細胞《さいぼう》」からできています。細胞には、細胞を作るための情報《じょうほう》を持《も》った「遺伝子《いでんし》」があり、この遺伝子の働《はたら》きによって新しい細胞が作られます。

しかし、たばこ、お酒《さけ》の飲《の》み過ぎ、バランスの悪《わる》い食事《しょくじ》、運動《うんどう》不足《ぶそく》、細菌《さいきん》・ウイルスなどの影響《えいきょう》を受《う》けて「突然変異《とつぜんへんい》」という変化《へんか》が起《お》こり、がんの遺伝子が作られると、正常《せいじょう》な細胞が「がん細胞」となり、やがて多くの悪性《あくせい》のがん細胞が作られていきます。

放《ほう》っておくと、がん細胞は、身体の中で増《ふ》え続《つづ》けて、いろいろな臓器《ぞうき》に広がり、人が死《し》ぬ原因《げんいん》となります。

健康《けんこう》であれば、がん細胞が作られても、細菌・ウイルスと戦《たたか》うように免疫《めんえき》が働《はたら》いて、がん細胞が増えるのを抑《おさ》えます。しかし、良《よ》いときに発見《はっけん》して治療《ちりょう》をしないと、がん細胞を身体からなくすことが難《むずか》しくなります。

また、免疫は年を取《と》ることなどで低下《ていか》しますから、高齢《こうれい》者《しゃ》になるほどがんにかかりやすい一方で、10代《だい》や20代の

Q 食道がんは、どのようながんですか。

A 喫煙と飲酒との関連が強く、予防対策として、飲酒・喫煙習慣を改めることが肝要です。

食道は長さ25センチ、幅2～3センチの管状の臓器で、口から食べたものを胸の中を通って胃に送り出す働きをしています。

日本人の食道がんはその9割が扁平上皮がんというタイプで喫煙と飲酒の関連が強く、女性に比べて約5倍男性に多いがんです。また熱いマテ茶を飲む習慣がある南米では食道がんが多く見られ、熱い飲み物や食べ物がリスクを上昇させるとされています。

さらに食道扁平上皮がんの明らかな発がん物質として、飲酒・喫煙のほかにアルコールに関連するアセトアルデヒドが挙げられます。アセトアルデヒドはアルコールを摂取した後に体内で発生するもので毒性が高く、通常は肝臓のアルデヒド脱水素酵素2型（ＡＬＤＨ2）によって解毒されます。

日本人の約半数がヘテロ変異型（父母から受け継いだ2組の染色体のうち片方が不活型）といって、分解する能力が弱いことが分かっています。

このヘテロ変異型の人がお酒を飲むと、すぐに顔が赤くなる（フラッシング反応）とともに、体内にアセトアルデヒドが蓄積して、酵素活性が強い人に比べて食道扁平上皮がんのリスクが10倍以上高くなるとされています。また禁酒すると、このリスクが下がることも分かっています。

ちなみに全くお酒が飲めないような人は両親からともにＡＬＤＨ２変異型を受け継いだと考えられ、わが国には約５％程度います。

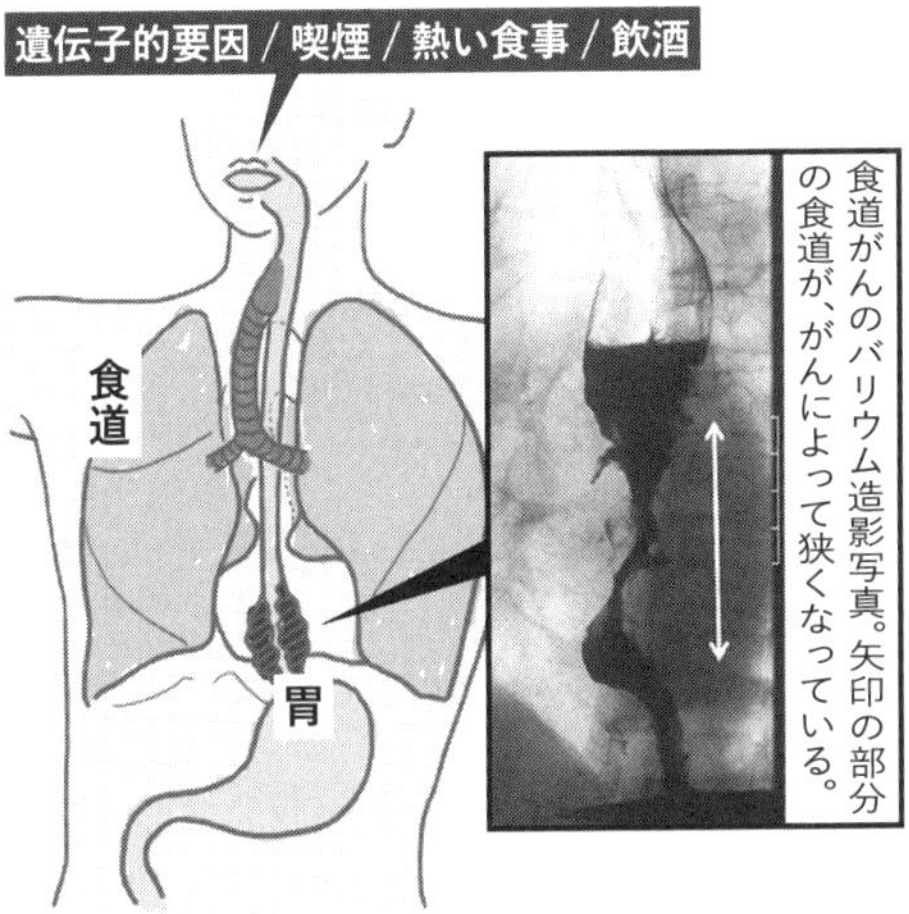

食道がんのバリウム造影写真。矢印の部分の食道が、がんによって狭くなっている。

いずれにせよ遺伝的に食道がんのリスク要因に非常に弱いと考えられますので、お酒にもともと弱い方は付き合いで決して無理に飲まないようにしてください。

一方、予防対策として、厚生労働省の統計調査で「野菜や果物の摂取量が多い人ほど食道がんになるリスクが低下する」といった調査結果がありますが、禁酒・禁煙による予防的効果には及ばないため、やはり飲酒・喫煙習慣を改めることが肝要です。今まで述べたリスクがある方には内視鏡による検査をお勧めします。

食道胃外科　副科長　藤田　剛

Q 胃がんができると胃は痛みますか。

A 胃がんができて、すぐに痛みを感じることはありません。

普段、私たちが自覚する胃の症状は胃が痛い、胃がもたれるなどでしょう。それらの原因は胃炎、胃潰瘍などの炎症性疾患である場合がほとんどです。胃がんができて、すぐに痛みを感じることはありません。しかし進行するうちに、胃の痛みを伴う場合もあります。

胃がんは初めはとても小さく、胃カメラで詳細な観察をして、ようやく診断される程度の大きさです。しかし時間の経過とともに大きくなり、胃の壁の深いところまで到達すると、進行がんになります。

進行がんになるまでには数年かかりますが、進行がんになってようやく症状が出る場合があります。出現する可能性のある症状は貧血、黒色便、食思不振、体重減少などです。胃がんの表面はもろく出血しやすいため、徐々に貧血になり、黒色便（胃で出血があると便が黒くなります）が出ることがあります。貧血の自覚症状は動悸や息切れなどです。

また胃がんでは8割の患者さんで体重が減少すると言われています。これにはさまざまな原因があり、がんが食べ物の通過の障害となり、食事が取れないこともあります。しかし食べていても、体重が減ることもあります。これはがんから放出される物質によってエネルギー消費量が増加し、脂肪や筋肉の分解が進むためです。

しかし進行がんになっていても、このような症状が出ない方も多くいます。自覚できないからこそ、検診を受ける意味があるのです。

胃がん患者さんの受診のきっかけは「検診で見つかった」「かかりつけの先生に貧血を指摘された」「体重が減るので心配になった」など、患者さんご自身が困る症状はあまり出ないことが多いです。何か困らないと、病院で検査しようとは思わないものです。

しかし胃がんは早期の段階であれば、根治を望めるがんです。心配に思う時があったら、検診を受けてください。

食道胃外科 医長　大島 令子

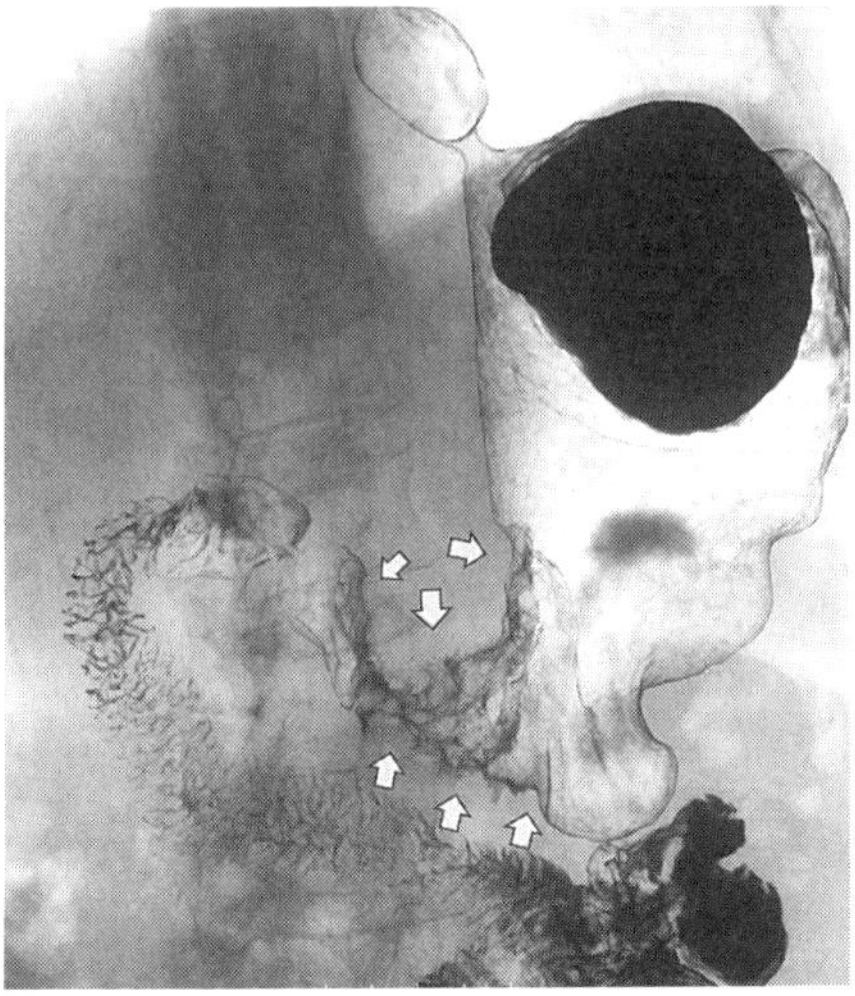

進行胃がんのバリウム造影写真。
矢印の部分ががん

Q ピロリ菌を除菌すると胃がんにならないのですか。

A 除菌に成功したかどうかにかかわらず、定期的な内視鏡検査が必要です。

ロビン・ウォレンとバリー・マーシャルによって1983年にピロリ菌が発見されて以来、その人体への影響についてさまざまなことが解明されてきました。特に胃がんとの関連については1994年に世界保健機関（WHO）によって「確実な発がん因子」と認定され、注目されています。

ピロリ菌に感染すると胃炎が引き起こされ、この状態が長期間持続すると胃の粘膜に「萎縮」という状態を引き起こします。この「萎縮」した粘膜を発生母地として、胃がんが発生しやすくなると言われています。

このような機序で発生する胃がんを予防するにはピロリ菌の治療（除菌）が有効と言われており、抗菌薬2剤と制酸剤1剤を1週間内服する治療が推奨されています。

この方法によって大半の方はピロリ菌除菌に成功しますが、ここで重要な注意点があります。それは、たとえ除菌に成功した方でも、もともとピロリ菌に感染していなかった方と比べると胃がんの発生リスクが高いということです。「除菌したから大丈夫」と考えて定期検査をやめてしまい、胃がんの発見が遅れてしまった事例もあります。除菌に成功したかどうかにかかわらず、定期的な内視鏡検査が必要です。

胃がんは発見が早ければ早いほど治る可能性が高く、また早期であれば内視鏡治療も可能です。早期胃がんに対する内視鏡治療は電気メスを使って病巣を切り剥がす、内視鏡的粘膜下層剥離術（ESD）が広く行われており、熟練した医師であれば今まで手術が必要とされていた大きながんであっても切除することができます。ESDは胃を切らずに済むため治療後の負担も少なく、通常は1週間程度で退院できます。

胃がんの治療は早期発見が鍵となります。これまで一度も検査をしたことのない方や、ピロリ菌除菌を行ってから経過をみていない方は、この機会にご相談ください。

消化器内科 医長　小西 潤

ヘリコバクター・ピロリ菌に対する除菌療法の適応

1. 内視鏡検査または造影検査において、胃潰瘍または十二指腸潰瘍の確定診断がなされている
2. 胃MALTリンパ腫
3. 特発性血小板減少性紫斑病
4. 早期胃がんに対する内視鏡的治療後
5. 内視鏡検査において胃炎の確定診断がなされている

Q 胃がんの腹腔鏡下手術とは、どのような手術ですか？

A 小さな穴を開け、そこから細い手術器具をおなかの中に入れて手術を行います。

写真をご覧ください。腹腔鏡下手術とは、おなかに5ミリから1センチ程度の小さな穴を開け、そこから腹腔鏡（内視鏡の一種）と細い手術器具をおなかの中に入れて手術を行います。腹腔鏡の先端にはカメラ機能が付いていて、おなかの中の様子がモニターに映し出され、視野を拡大することができます。一方、通常の開腹手術では、おなかに大きな切り口を開け、外科医が手で直接操作します。

安全な手術を行うために、日本の外科では二つの取り組みを行っています。

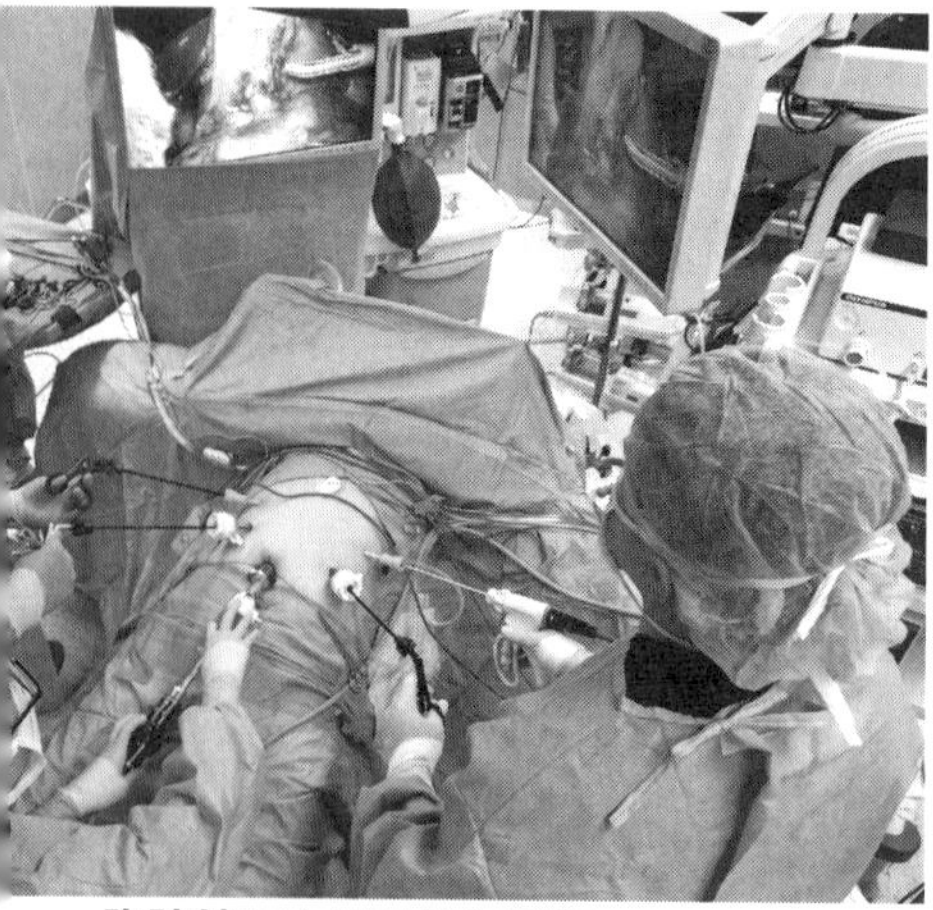

腹腔鏡による胃がん手術

①臨床試験（新しい治療法が病気に対して効果があり安全であるかどうかを実際に患者さんに協力していただいて研究する試験）で、腹腔鏡下手術と開腹手術の安全性および長期成績を比較します。胃早期がんに対する試験では、開腹手術と合併症の発生率が変わらないことが示されました。生存率（治療後、患者さんが生存する期間）に関する結果は調査中です。

②内視鏡外科学会技術認定医を育成します。高度な洗練された技術だけでなく、後進を指導できる基準を満たしているか評価し、認定します。ちなみに２０１６年度の胃分野では、申請者２０３人で合格55人（合格率27％）と、難しい試験です。栃木県立がんセンターでも認定医中心に安全な手術に取り組んでいます。

腹腔鏡下手術は患者さんにやさしい手術とも言われています。見た目に傷が小さいだけでなく、手術中に胃腸が空気に触れることがないので、術後の腸の動きの回復が早いです。体内に入れられた管が早く除かれ、食事摂取もスムーズで栄養状態の回復が早く、入院期間も短くなります。

安全な手術治療を行うためには、医師だけでなく、看護師などその他の医療従事者が協力して、患者さん中心のチーム医療の体制構築も重要です。施設により異なりますので、治療を受ける施設でお聞きください。

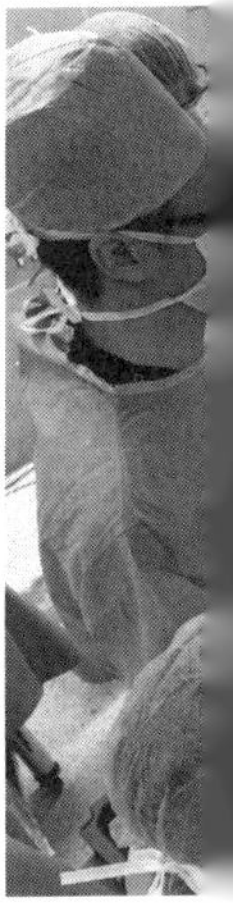

食道胃外科 科長　松下 尚之

Q 大腸がんは、どのようながんですか。

A がんの死亡原因の上位ですが、早期大腸がんの場合、適切な手術を行えば90％以上の方々が完治できます。

大腸は小腸と肛門の間にある長さ1・2～1・5メートルほどの臓器で、小腸に近い方を結腸、肛門に近い方を直腸と言います。大腸がんとは「結腸がん」と「直腸がん」を総称した呼び方です。

大腸の主な機能は腸の中の水分を吸収し、便の形を作っていくことです。大腸にがんができると、腸の中が狭くなって便が通過しにくくなったり、便が通過するたびにこすれたりして出血することがあります。最近「便の出が悪い」「便が細くなった」「おなかが張る」「便の中に血液のようなものが混じっている」などの症状が現れたときは注意が必要です。

大腸がんの発症に食事や運動などの生活習慣が大きく関わっていることが知られています。世界保健機関（WHO）は牛・豚・羊など赤身肉、ハム・ソーセージ・ベーコンなど加工肉、バター・チーズ・卵など動物性脂肪食品などの過剰摂取が、大腸がんの発生に大いに関係すると発表しています。

野菜や果物、根菜類などの高繊維食品や適度な運動は大腸がん発生のリスクを下げると言われています。適度な運動と食生活の改善により日ごろから排便の習慣を身に付けることが大切です。がんというと、治療が難しい病気という印象を持たれるかもしれませんが、早期大腸がんの場合、適切な手術を行えば90％以上の方々が完治できます。

最近ではリンパ節転移を伴うような進行した結腸がんであっても、手術後に抗がん剤治療を組み合わせることで90％近い5年生存率が得られることが、がん専門病院など国内を代表する施設のデータから明らかとなりました。

一方、大腸がんは、がんの死亡原因の上位（男性3位、女性1位）であることから、早期発見に努めること、適切な治療を行うことがいかに重要であるかが分かります。

大腸骨盤外科 科長　小澤 平太

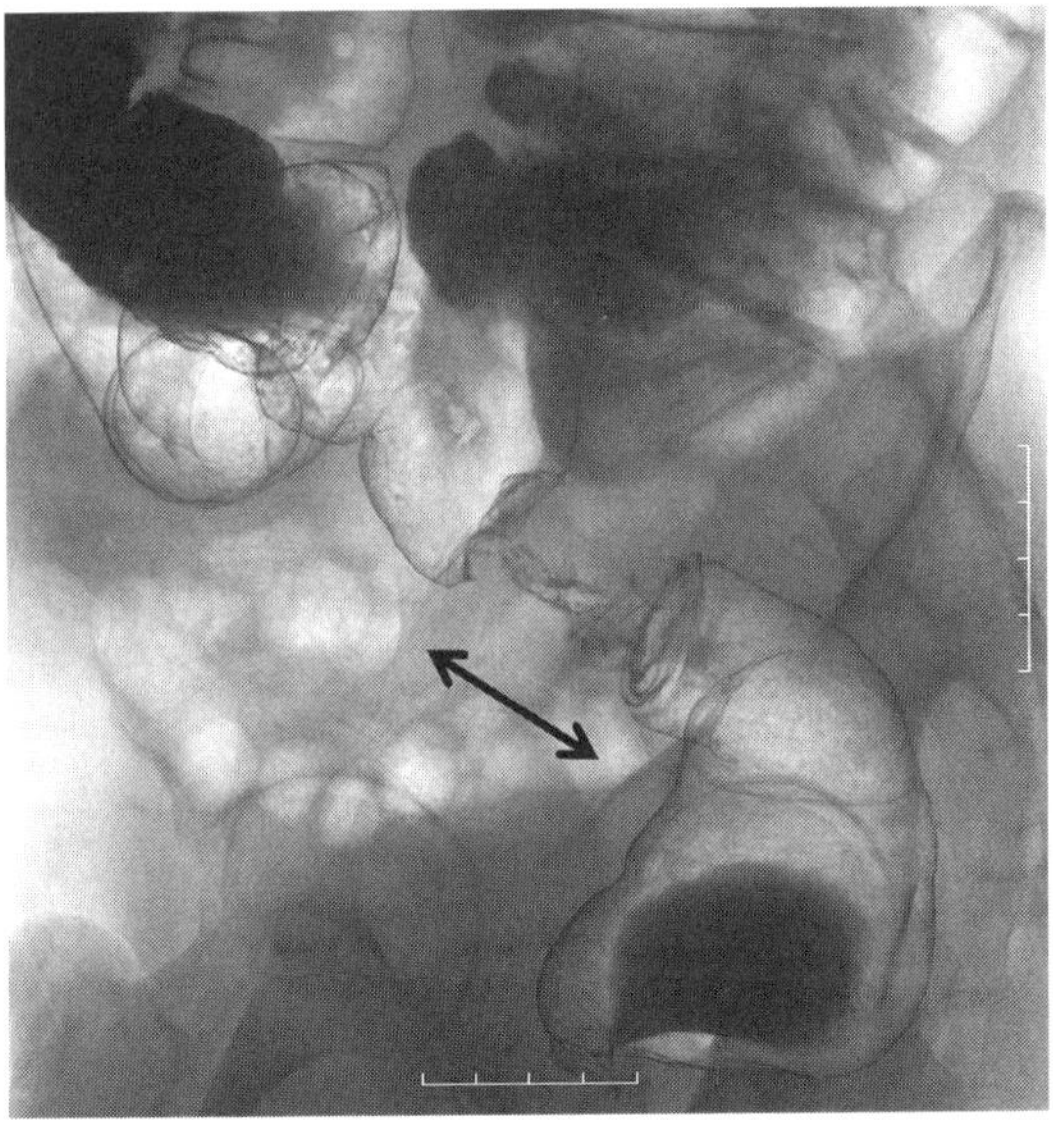

直腸がんの注腸造影写真。矢印の部分の直腸が、がんによって狭くなっている

Q 大腸がんの症状にはどのようなものがありますか。

A 症状の出現の仕方はがんのできた部位によって異なります。

大腸がんの代表的な症状としては「出血（下血）」「便通異常」「腫瘤（しこり）触知」「貧血」「腸閉塞症状」などが挙げられます。症状の出現の仕方はがんのできた部位によって異なります。

出血や便通異常は肛門に近い左側の大腸（下行結腸・S状結腸・直腸）がんで出現することが多いです。この部分には水分が吸収された後の固い便が通るため、便ががんとこすれることによって出血します。また、がんが大きくなり腸の内側が狭くなると、便が細くなる、下痢状になる、

大腸がんの症状

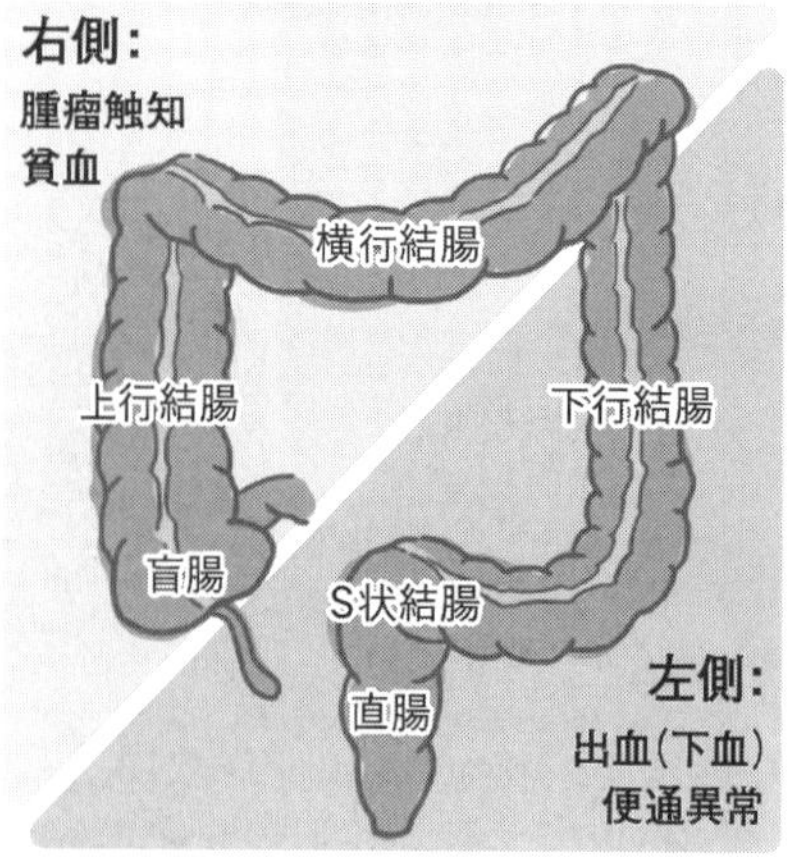

便が出にくくなるなどの便通異常が出現することがあります。

一方、小腸に近い右側の大腸（盲腸・上行結腸・横行結腸）には水分を多く含む泥状の便が通るため、この部位にがんができた場合にはこれらの症状は起こりにくいです。また、がんから出血した場合も血液が便と混ざってしまうため下血を来さず、気付きにくいという特徴もあります。

その結果、がんが大きくなって、おなかの表面からしこりとして触れるようになったり、慢性的に出血して貧血になったりすることで初めてがんに気付くことが多いのです。がんがさらに大きくなると腸の内側が完全に詰まってしまい、おなかの張りや痛み、便秘などの腸閉塞症状が出現します。

これらの症状は大腸がんだけで起きるものではありません。出血は痔疾などで起こる頻度が高いですし、腸炎などの感染症が原因で下痢をすることもあります。痔があるからと出血を放置したために、大腸がんの発見が遅れる場合もあります。こういった症状がある場合には一度、大腸の検査を受けることをお勧めします。

また、大腸がんでこれらの症状が出現したときには既にがんが大きくなってしまっていることが多いことから、症状が出現する前にがんを発見することが大切です。症状のある方はもちろん、症状がない方でも40歳を過ぎたら大腸の検査を定期的に受けることをお勧めします。

大腸骨盤外科 医長　平田 玲

Q 大腸がんを早期発見するにはどうすればよいですか。

A 便潜血検査、大腸内視鏡検査を受診することで、大腸がんの早期発見が期待できます。

大腸がんで亡くなる方は依然として多く、国立がん研究センターがん対策情報センターによると、2016年の予測がん死亡数では、肺がんに次いで第2位となっています。その一方で、大腸がんは早期に発見できれば治すことができるとされ、便潜血検査による大腸がん検診が広く行われていますが、成果は十分とは言えません。いったい何が問題なのでしょうか。

まずは、そもそも検診を受診される方が少ないことが挙げられます。受診率は3～4割といわれており、欧米と比べても低いレベルにとどまっています。

次に、便潜血検査で陽性となっても病院を受診しない方が4割もいるといわれています。せっかく検診を受けても、これでは効果がありません。さらには、便潜血検査自体に対する誤解もあるようです。2日間の検査で1回でも陽性であれば精密検査を受けるべきなのですが、「1回は陰性だから大丈夫」とか「再検査して陰性になったら大丈夫」といった誤った判断で、精密検査をやめてしまう方も少なくないようです。

便潜血検査で陽性となるのは7％程度で、その場合は精密検査として大腸内視鏡検査が行われます。精密検査で大腸がんが見つかるのは3％程度ですが、切除が必要な良性のポリープが偶然見つかることも多く、それらをすべて切除すれば大腸がんで死亡する確率は半分に減少し、10年間はその効果が続くといわれています。前処置を含めて簡便とはいえない検査ですが、勇気を出して受診することをお勧めします。

ちなみに、内視鏡によるポリープ切除は日帰りでできる施設が増えており、その後の経過観察も3年に1回程度で十分であることが分かってきました。上手に便潜血検査、大腸内視鏡検査を受診することで、大腸がんの予防・早期発見が期待できます。

消化器内科 科長・
内視鏡センター センター長　小林 望

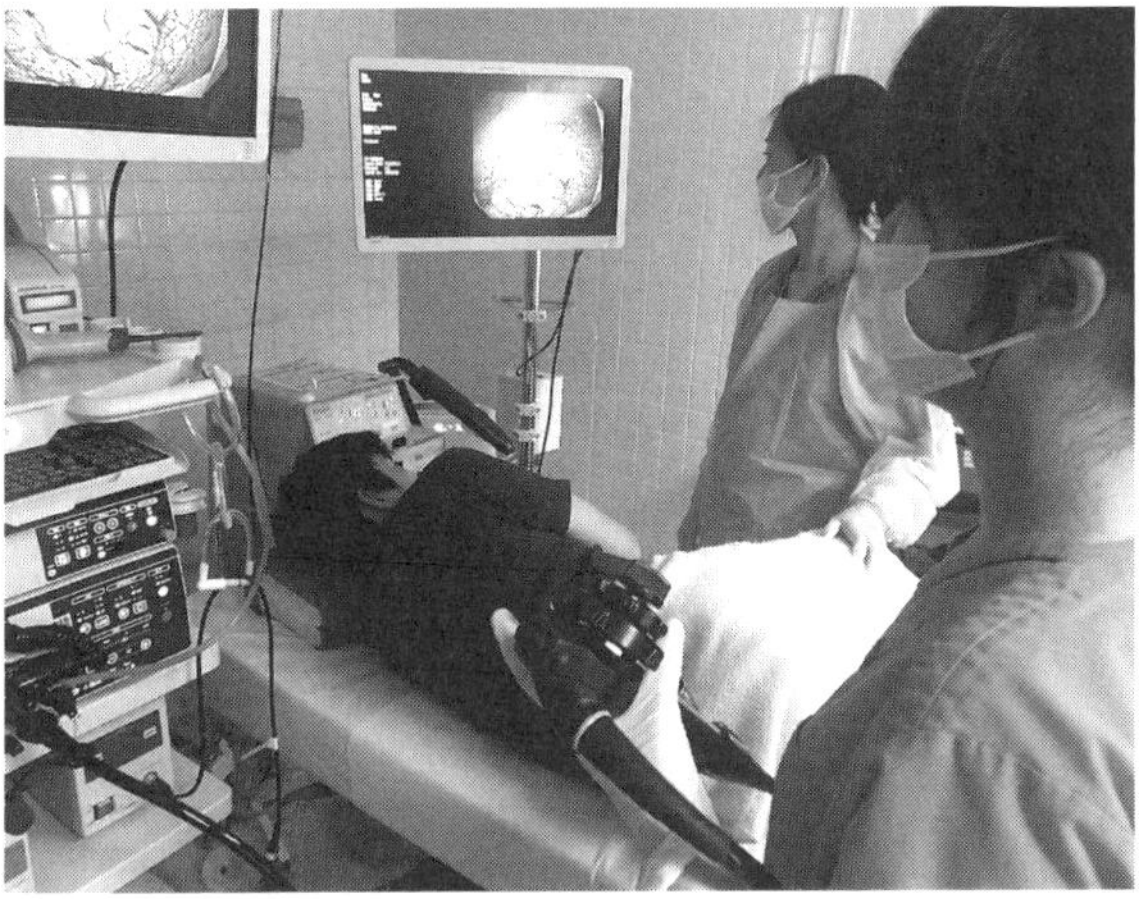

大腸の内視鏡検査

Q 肺がんの症状にはどのようなものがありますか。

A 咳や痰などは最も多く見られる症状ですが、特有の症状というものはありません。

肺がんになるといろいろな症状が見られますが、特有の症状というものはありません。咳や痰、発熱、血痰、息苦しさ、胸の痛みなどが肺がん発見のきっかけとなることも多いですが、肺がんは転移しやすいため、転移したがんによる症状（頭痛、背中の痛み、声のかすれなど）で発見されることもあります。

咳や痰などは最も多く見られる症状ですが、風邪をひいた際にも見られる症状であり、一時的なものであれば心配ありません。週や月単位で症状が続き、徐々にひどくなっていく場合は肺がんも疑われるため、エックス線やＣＴ（コンピューター断層撮影）などの画像検査を受けることが勧められます。

肺がんが気管支の入り口にできた場合は、血痰や発熱が見られることがあります。また肺がんが胸の中に広がった場合や胸に水がたまった場合、息苦しさや胸の痛みが出ることがあります。肺がん以外の呼吸器疾患でも同様の症状が起きますが、何らかの精密検査は必要な状況ですので、病院を受診することをお勧めします。

一方、肺以外の症状が最初に出ることもあります。肺がんは脳、骨、リンパ節などへ転移しやすく、脳に転移した場合、頭痛や吐き気、手足のまひなどが見られます。背骨に転移すると背中が、手足の骨に転移するとその部位が痛み、骨折することもあります。胸のリンパ節に転移すると、声がかすれたりむせ込みが多くなったりします。

ただし、脳梗塞、骨粗しょう症などによる圧迫骨折、喉のポリープや喉頭がんなどでも同様の症状が出ることもあるため、肺がんかどうかを判断するには画像検査も含めた総合的診断が必要です。

早期の肺がんでは症状はほとんどありません。症状で見つかった場合は既に進行していることが多いため、検診などで無症状のうちに肺がんを見つけることが重要です。

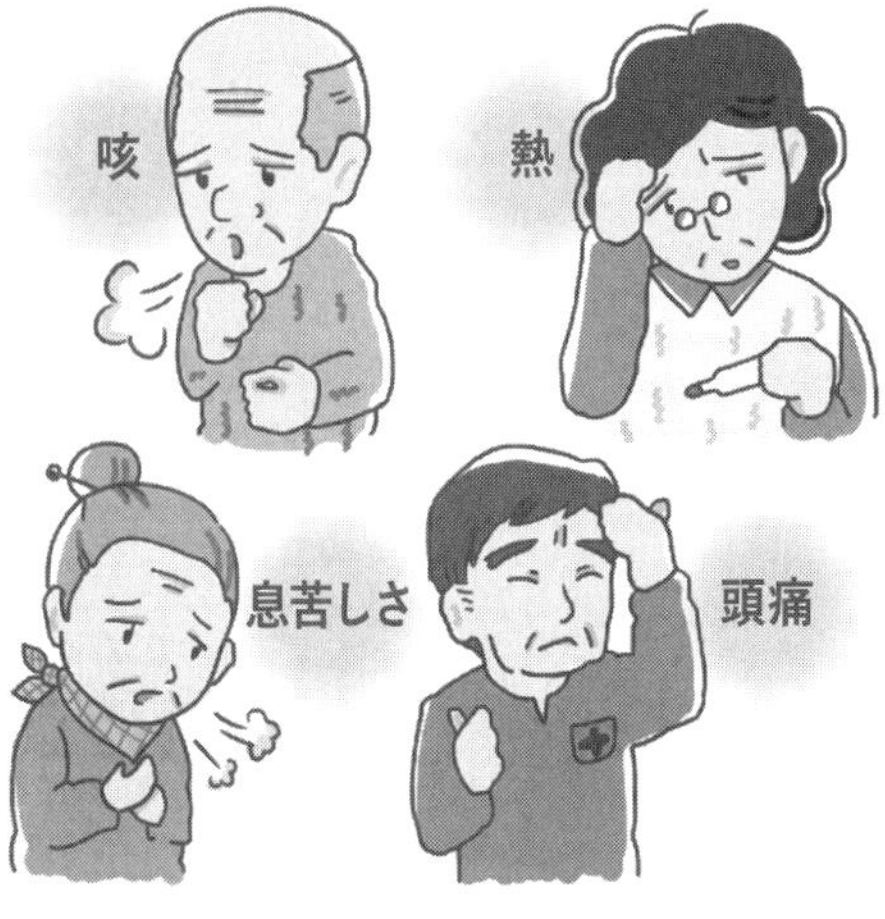

呼吸器外科 副科長　中原 理恵

Q 肺がんの治療法は、どのようにして決められるのですか。

A 複数の医師たちが協議し、標準的治療の中から患者さんに最も適した治療を選びます。

治療法は主に、肺がんの種類と病期（病気の広がり）、そしてパフォーマンス・ステータス（患者さんの元気さの指標）などから総合的に判断します。

最近では、がん細胞が持つ遺伝子異常に効率よく働いて効果を発揮する薬（分子標的薬）の開発が盛んに行われていて、肺がん治療薬として承認されている薬もあります。ですから、肺がんの診断をする際、がん細胞の遺伝子検査も同時に行って、治療方針を検討するようになりました。

最も適切な治療法を選択するには、がん専門の医療機関（がん診療連携拠点病院）できちんと診断することが大切です。得られた診断結果を肺がん治療に携わる複数の医師たちが協議し、標準的治療（臨床試験によって効果と安全性が確立された治療）の中から患者さんに最も適した治療を選びます。

いくつか選択肢が示される場合もあるかもしれません。どのように治療するのが患者さんにとって最善なのか。大切なのは、当事者である患者さんが病気のことを正しく理解し、自分自身の人生観や生活状況も考慮しつつ、主治医とよく相談することです。

免疫療法と名付けられているものには、いわゆる民間療法や、効果や副作用が科学的に実証されていないものもあります。現在のところ、肺がんの免疫療法として国が承認した薬は「免疫チェックポイント阻害薬」と呼ばれているものだけです。がんによってブレーキがかかった免疫の攻撃力を回復させる薬ということで、がん治療に新たな道を開いています。

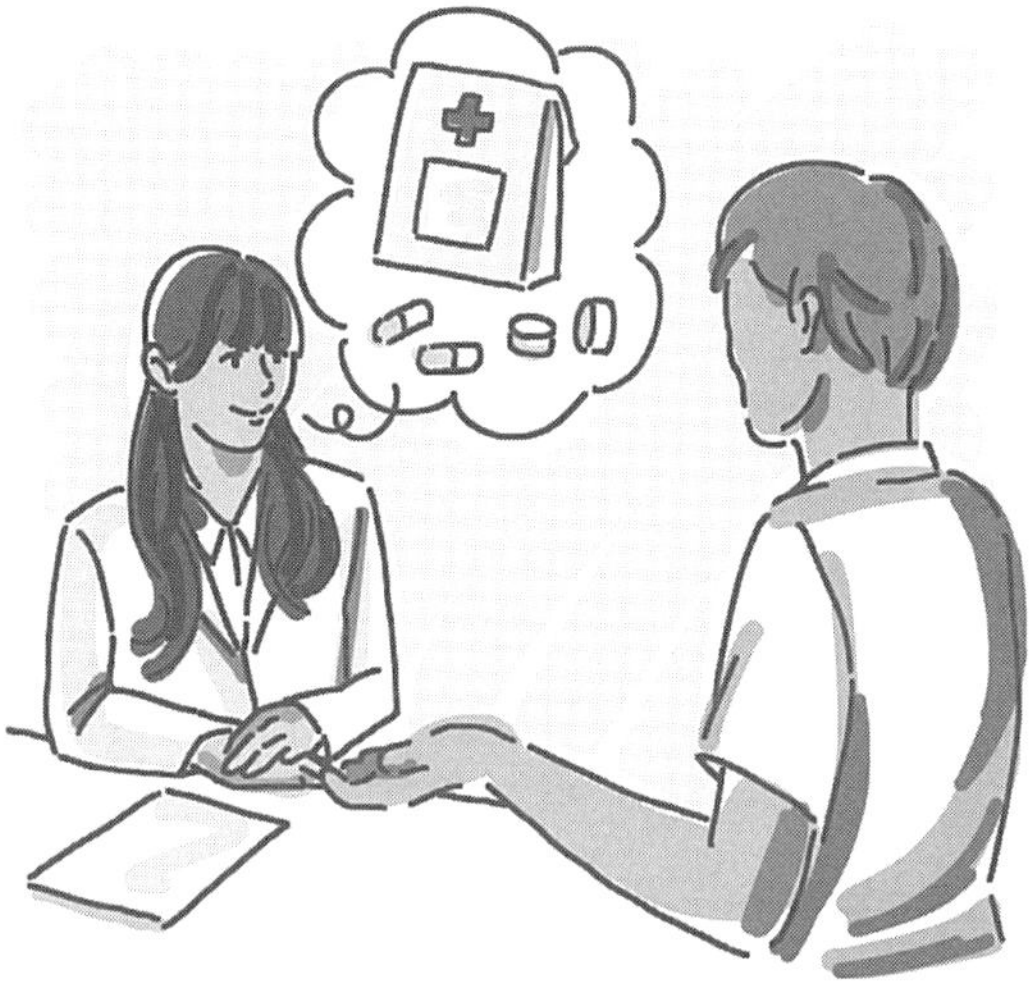

しかし今までの抗がん剤とは異なり、自己免疫疾患に似た副作用が報告されています。また、どのような患者さんに、どのように使ったら最も効果が得られるのか分かっていない部分もあり、がん治療専門医が慎重に使用していく必要があります。

呼吸器内科 科長　神山 由香理

Q 肺がんの手術は、どのようなものですか。手術後は酸素が必要ですか。

A 標準的な手術は肺葉切除＋リンパ節郭清術になります。通常の手術では、日常への影響はわずかです。

肺がんに対する標準的な手術は肺葉切除＋リンパ節郭清術になります。肺葉切除とは、葉という単位で肺を切除する術式になります。右肺は上、中、下葉に分かれ、左肺は上、下葉に分かれています。植物の葉が茎の右に三つ、左に二つあると想像し、その中の1枚の葉を茎から出たところで切って葉を取るイメージです。

肺がんのところだけを切除すればよいのではと思われる方も多いかもしれませんが、海外で行われた臨床試験で肺葉切除とより小さく肺を切除する縮小手術を比較したところ、縮小手術後に近傍への再発が3倍に増加したため、現在においても肺葉単位での切除が推奨されています。

肺を切除した後の状態に関しては「酸素が必要になるのでは」あるいは「動けなくなるのでは」などと心配されるかもしれません。ですが、通常の肺機能を有している方であれば、もともと肺は予備力が大きく、また通常の手術では5葉のうち4葉が残るため日常生活への影響は少なく、肺葉切除後1カ月でゴルフをラウンドされた患者さんもいました。また肺機能は切除して1年たつと増加してくるので、さらに動けるようになります。

どれくらい治るのかに関しては100％治るということは保証できませんが、手術可能な状態であれば手術を受けることが、最も治る可能性の高い方法になります。

手術には怖いイメージがつきものですが、現在の肺がんの手術の多くは肋骨を切らずに肋骨と肋骨の間に小さな穴を開けて、そこからカメラや鉗子を挿入して行う胸腔鏡下の手術であり、手術後の痛みも少なく回復も早くなっています。恐れずに手術を受けて根治を目指していただきたいと思っています。

呼吸器外科 科長　松隈 治久

肺葉切除＋リンパ節郭清術のイメージ

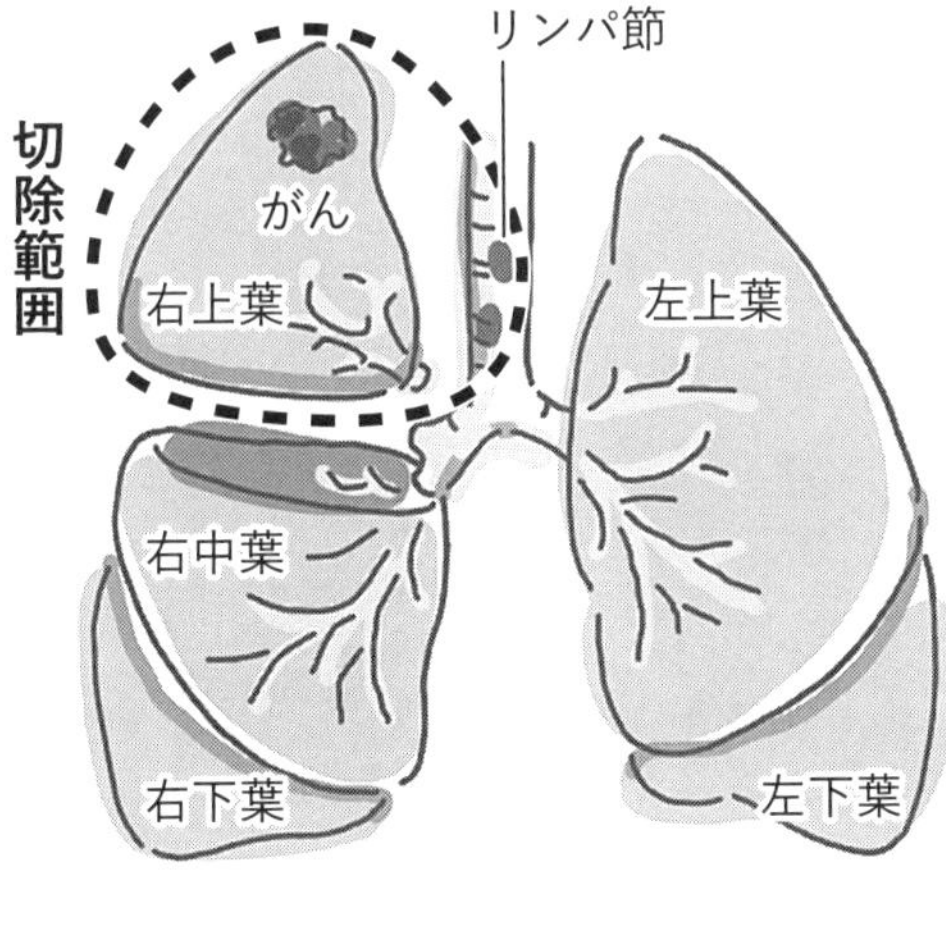

　これらの状況は、全国平均《ぜんこくへいきん》とほぼ同じですが、性別《せいべつ》や臓《ぞう》器《き》によって、かかりやすいがん、見つかりやすいがん、治《なお》りやすいがんなどがあることが影響《えいきょう》しています。

　2006年に「がん対策基本法《たいさくきほんほう》」が作られて、がんの医療《いりょう》や研究《けんきゅう》などが日々進《すす》められています。 がんは、以前《いぜん》は不治《ふじ》の病《やまい》と言われていましたが、今は治る病気《びょうき》になってきています。

理事長・センター長　清水 秀昭

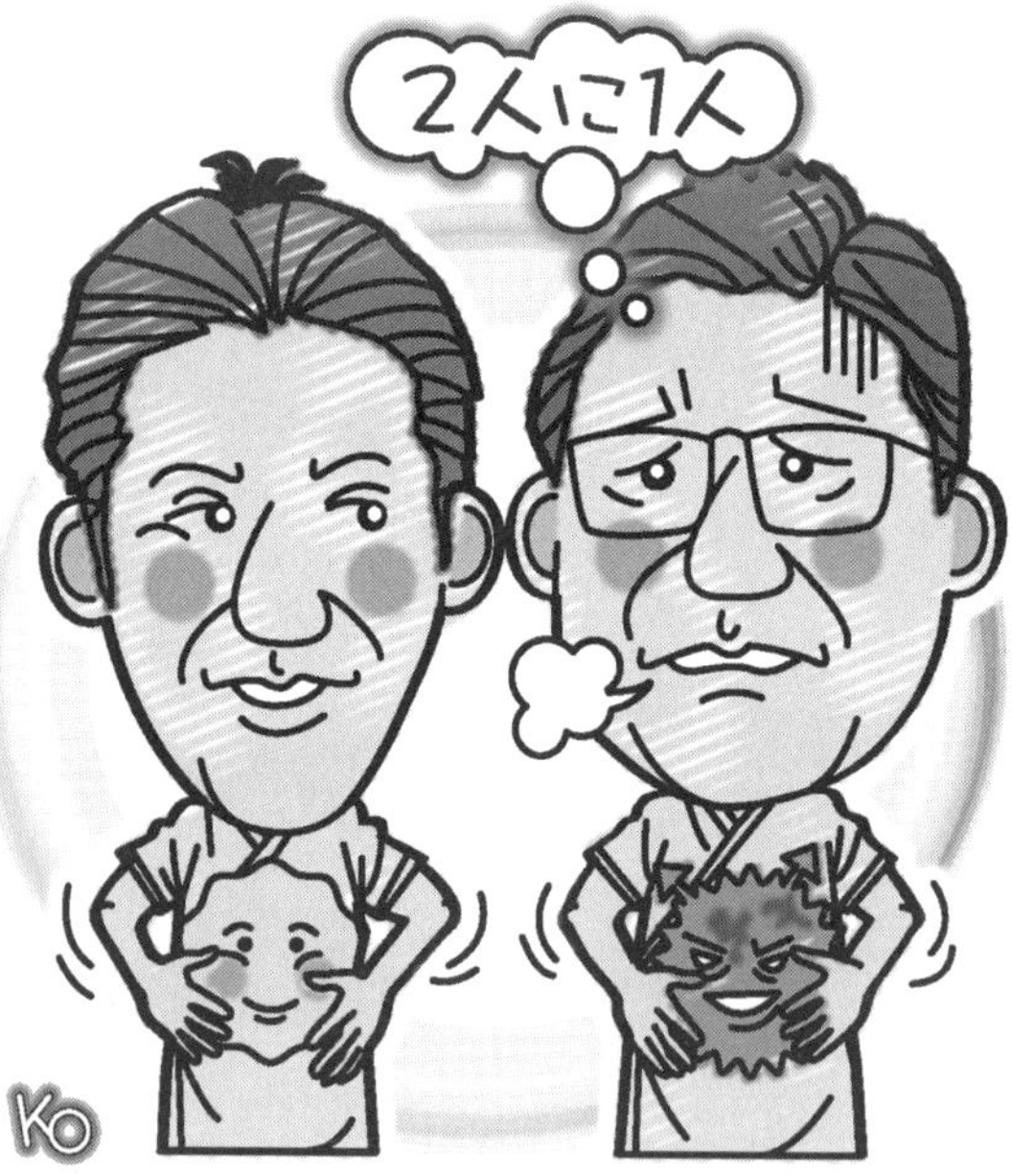

つぎ 86P ③

親子で学ぶ がんのこと ②

Q 現在の状況は？

現在《げんざい》、日本では、およそ2人に1人ががんにかかると言われており、新たにがんにかかる人の数が毎年100万人を超《こ》える時代《じだい》を迎《むか》えつつあります。

また、がんは、1981年から日本人が亡《な》くなる原因《げんいん》の第《だい》1位《い》です。　日本人のおよそ3人に1人ががんで亡くなると言われており、2016年のデータでは、がんで亡くなった方は約《やく》37万人となっています。

栃木県《とちぎけん》の状況《じょうきょう》を見てみると、2013年のデータでは、およそ1万3千人が新たにがんにかかっており、男性《だんせい》では胃《い》がん（18.7％）、大腸《だいちょう》がん（15.9％）、肺《はい》がん（14.6％）、女性《じょせい》では乳《にゅう》がん（20.0％）、大腸がん（16.4％）、胃がん（11.9％）の順《じゅん》に多くなっています。

また、およそ5600人ががんで亡《な》くなっており、男性では肺がん（22.9％）、胃がん（17.7％）、大腸がん（12.5％）、女性では大腸がん（15.6％）、胃がん（12.2％）、肺がん（11.2％）の順に多くなっています。

Q 前立腺がんは、どのようながんですか。

A 比較的高齢の男性に多いがんです。早期発見のためにはPSA（前立腺特異抗原）を測定することが必要です。

前立腺がんは比較的高齢の男性に多いがんですが、最近は若い方にも増えています。また近年急速に増え、男性のがんの第1位になりました。前立腺は膀胱のすぐ下にあり、尿道を取り巻いています。がんは尿道から遠い部分（外側）から発生するため、かなり進行しないと血尿や排尿困難などの症状は出ません。

さらに進行すると骨やリンパ節に転移し、痛みから診断されることもあります。早期発見のためには無症状のうちから血液検査でPSAを測定することが必要です。基準値を超えている

前立腺がんの進行

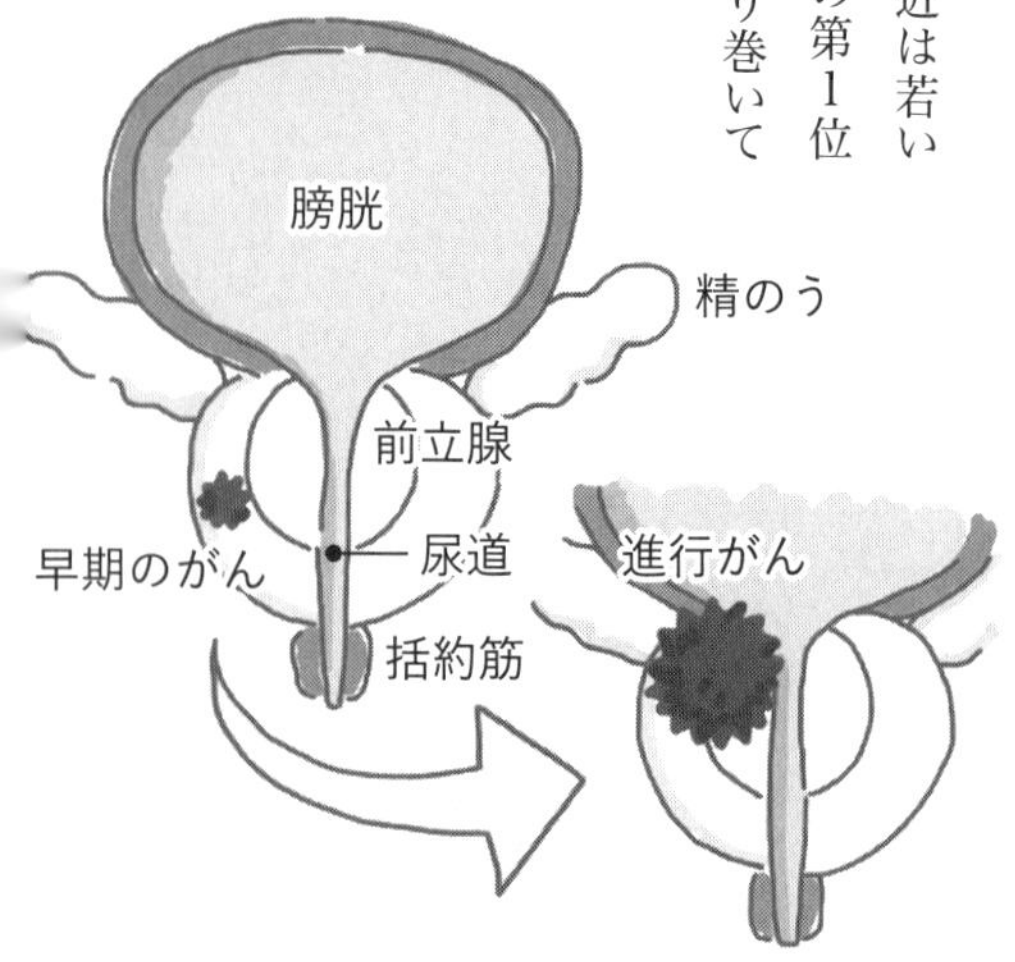

とがんの可能性があります。細やかに対応するため、検診では年齢によって基準値を変えています。

前立腺がんを疑ったら生検を行い、がんかどうか診断します。早期に発見できれば多くの選択肢の中から希望に添った治療を選択することができます。

極早期ならばしばらく治療をせず、厳重に様子を見る"監視療法"も選択できます。進行していてもがんの発育に必要な男性ホルモンを下げる内分泌療法で数年は抑えることができます。がんをしっかり治すならば、手術か放射線治療が必要になります。

手術は近年ロボット支援手術も行われますが、栃木県立がんセンターでは確実に治すことを優先して、小さな創から直に人の手で手術を行う「ミニマム創手術」による拡大手術を行っています。放射線治療には体外から放射線治療を当てるIMRT（強度変調放射線治療）などと、内部から放射線を当てる小線源療法等があります。いずれも栃木県立がんセンターで行っています。

それぞれの治療法には利点と欠点がありますので、自分に合った治療を選択するには経験豊富な医師とよく相談することが重要です。早期発見が重要ですので50歳を超えたら（身内に前立腺がんの方がいらっしゃれば40歳から）PSAを検診や人間ドック等で毎年測定し、基準値を超えたら必ず専門医を受診してください。

年齢別PSA（前立腺特異抗原）基準値

50-64歳	3.0ng／ml未満
65-69歳	3.5ng／ml未満
70歳以上	4.0ng／ml未満

泌尿器科 科長　川島 清隆

Q 最近尿の出が悪く頻尿気味です。がんの心配がありますか。

A 前立腺肥大症であることが多いですが、泌尿器科専門医の診察を受けて下さい。

前立腺がんは一般的には尿道から遠い前立腺の外側（外腺）から出来るので早期には殆ど症状がありません。かなり進行して尿道や膀胱にがんが及ぶ（浸潤といいます）と尿に血が混じったり（血尿）、尿が出にくかったり、排尿時に痛みを伴うなどの尿路の症状が出るようになります。ですから前立腺がんの早期発見の為には症状がなくとも前立腺がんのマーカーであるPSA（前立腺特異抗原）検査（血液検査）を受ける必要があります。50歳を超えたら、家族に前立腺がありがあります。

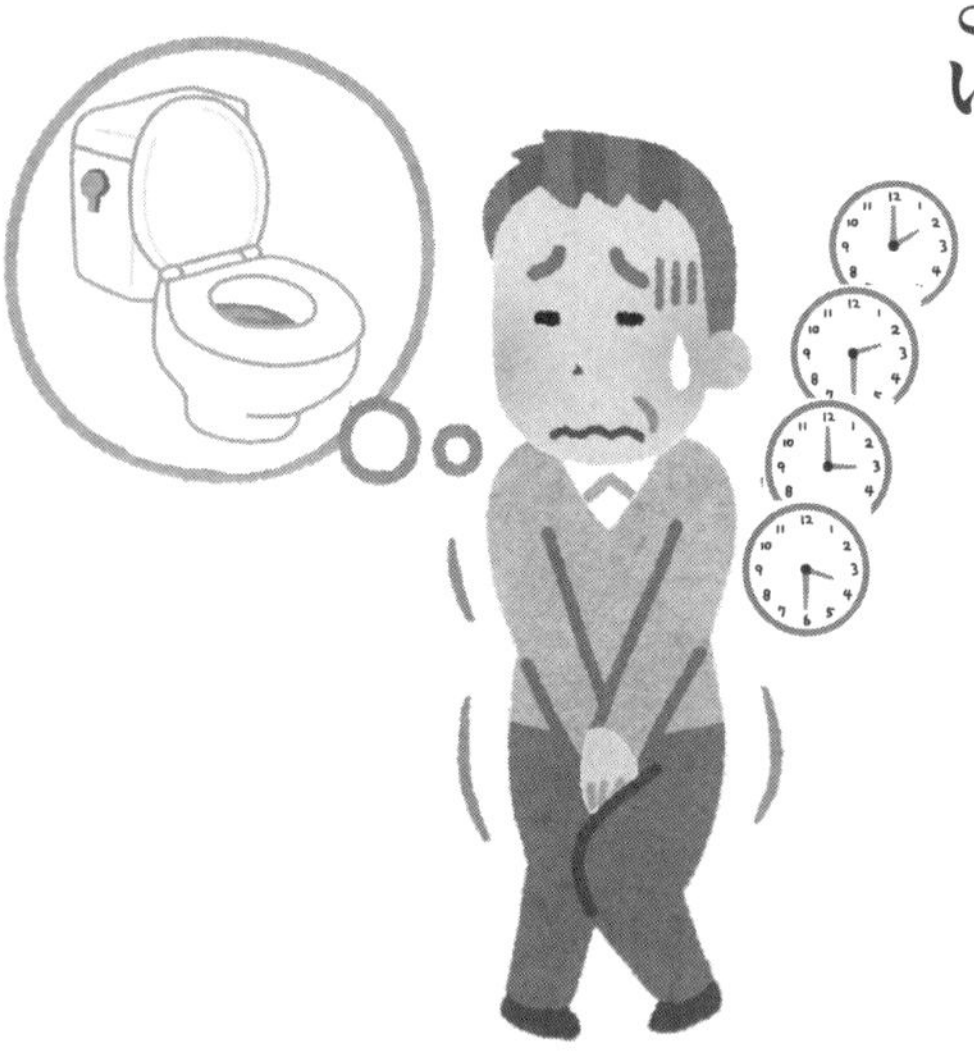

んの方がいらっしゃる場合は40歳から、ＰＳＡ検査を受けて下さい。

尿が出にくい、尿が近い（頻尿）などの原因となるのは前立腺肥大症であることが多いです。前立腺肥大症は尿道を取り囲む前立腺の内側（内腺）が肥大し尿道を圧迫して排尿障害を起こしたり、膀胱に突出して頻尿を起こします。ただし前立腺肥大症と前立腺がんが同時に起こることもありますし進行した前立腺がんの可能性もあります。症状があったら一度は泌尿器科専門医の診察を受けて下さい。

以上は男性の排尿の症状についてですが、女性も含めた尿路の症状についても説明しておきます。頻尿、排尿時痛などの膀胱炎の症状は特に女性では婦人科や内科で膀胱炎としてお薬（抗生物質）が処方されることが多いと思いますがその原因に膀胱がんがあることもあります。きちんと尿の検査を行い血が混じっていたら膀胱がんの検査が必要です。また目で見て分かる血尿（肉眼的血尿）が出た場合は膀胱がんの可能性がかなり高くなります。血尿の原因には尿路の結石などもありますが膀胱がんかどうか膀胱鏡や腹部の超音波検査、ＣＴ（コンピューター断層撮影）などの検査が必要です。痛みや頻尿などの症状がなくとも目で見て分かる血尿があったら（たとえ一度きりでも）必ず直ぐに泌尿器科専門医を受診してください。

泌尿器科　科長　川島　清隆

Q 腎臓がんは、どのように治療するのですか。

A 転移のない腎臓がんの治療は手術が原則となります。

尿を作る臓器である腎臓は体の背中側に左右二つあり、ここにできるがんを腎細胞がんといいます。腎細胞がんのリスクは喫煙、肥満、高血圧といった因子が複合的に作用して高まるとされ、一部の腎細胞がんは遺伝することも知られています。

古典的な症状は肉眼的血尿、腹部腫瘤、腰背部痛などですが、最近は検診や他の病気の検査の際に偶然発見されることが増えており、約70%が症状のない状態で発見され、早期がんの割合が増加しています。

転移のない腎細胞がんの治療は手術が原則となり

腎部分切除術

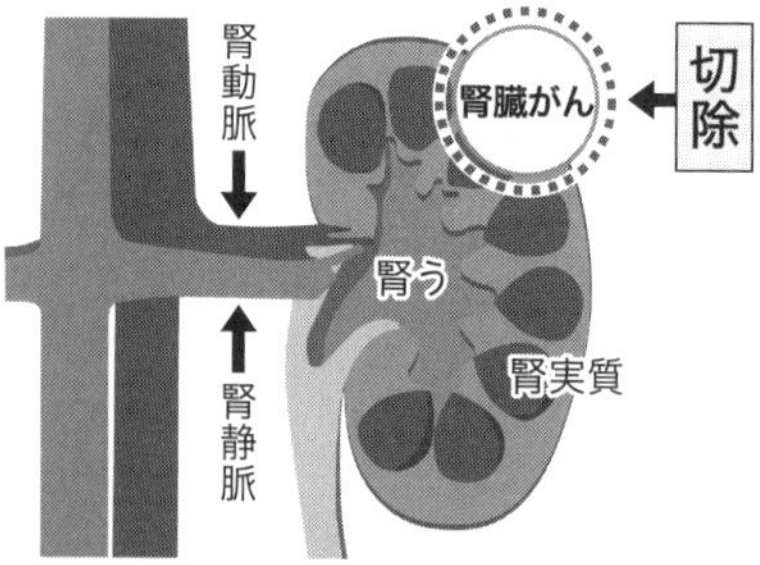

腎臓がんの治療法

摘出方法	全摘術、部分切除術
アプローチ方法	開腹手術（ミニマム創）、腹腔鏡手術、ロボット支援手術
血管遮断の有無	阻血法、無阻血法

ます。以前は腫瘍の大きさにかかわらず腎臓全体を摘出する全摘術が一般的でした。しかし近年は腫瘍の位置にもよりますが、小さい腫瘍（目安として4センチ以下）には腎臓を温存して腫瘍の部分のみを切除する腎部分切除術が推奨されています。

同じ腎部分切除術の中でも開腹手術、腹腔鏡手術、ロボット支援手術（一部の施設で開始）などのアプローチ方法の違いや、出血のコントロールのため腎臓の血管を一時的に遮断する方法（阻血法）と、しない方法（無阻血法）があり、施設によって受けることのできる治療法はさまざまです。

栃木県立がんセンターでは安全性と腎臓の機能温存を優先して、開腹・無阻血法での腎部分切除術を行っています。がん細胞を残さないように周囲に正常部分を付けて、特殊な電気メスを用いて出血をコントロールしながら切除しています。阻血をしないこと、深くまで熱損傷を起こさない特殊な電気メスを用いることは正常腎組織へのダメージを最小限に抑えることが可能となり、残存腎機能に有利に働くと考えています。

栃木県立がんセンターでは前立腺がん手術において小さな創から手術を行う「ミニマム創手術」を行っていますが、腎細胞がんの手術（腎全摘術・腎部分切除術）にも同様に最小限の創で手術を行い、患者さんの負担軽減につながるよう努力しています。腎細胞がん手術治療はこの10年で大きく変化しています。多くの治療方法の中で納得のいく治療法を選択することが重要です。

泌尿器科 前医長　佐倉 雄馬

Q 乳がんは、どのようながんですか。

A 日本人女性が乳がんにかかる率は増加しており、身近な病気となっています。

日本人女性が乳がんにかかる率は40年前に比べると3倍以上増加しており、最近では毎年8万人を超える女性が乳がんを発症しています。これは日本人女性の12人に1人が生涯のうちに乳がんにかかる状況であり、極めて身近な病気となっています。

乳がんの特徴としては、その発生と進展に女性ホルモンが大きく関与していることが挙げられます。日本人乳がん増加の背景としては食生活の欧米化による肥満や初潮年齢の低年齢化、女性の社会的進出や社会環境の変化に伴う高齢出産・独身の増加、運動不足などが挙げられています。

乳がんを予防するにはアルコールと喫煙を控えることと、小児期からのバランスの良い食事と定期的運動による肥満防止・体重管理が大切です。その他に実施可能な予防策としては、授乳期間を長くすることも挙げられます。

しかしながら乳がんの予防効果は限定的でありますので、大切な命を乳がんに奪われないようにするためには定期的な乳がん検診（特にマンモグラフィー検診）を受け、早期発見・早期治療につなげることが最も重要です。

乳がんの治療は日々進歩しています。

特に有効な薬物療法別に乳がんのタイプを分類して効率良く薬物療法を行う個別化医療によって治療成績は向上しており、乳がんを克服できる患者さんが増えています。

手術療法では乳房再建手術や腋窩リンパ節を温存するセンチネルリンパ節生検で進歩がみられ、より多くの患者さんがご自身の希望に沿う手術や、後遺症の少ない手術を受けられる時代になりました。

適切な乳がん治療を安心して受けるためには乳腺専門医のいる医療機関や、日本乳癌学会認定施設での治療が勧められます。乳癌学会のホームページにはこれらの情報や「患者さんのための乳がん診療ガイドライン」が掲載されておりますので参考にしてください。

乳腺外科 科長　安藤 二郎

乳がんから身を守るには

① 予防	▶小児期からのバランスの良い食事と運動
② 早期発見	▶乳がん検診、特にマンモグラフィー検診
③ 適切な治療	▶乳がんのタイプに合った薬物療法

Q 時々、胸がチクチクと痛みます。がんの心配がありますか。

A 生理周期に合わせて痛みに強弱があるものは、がんとの関連性は少ないと考えられます。

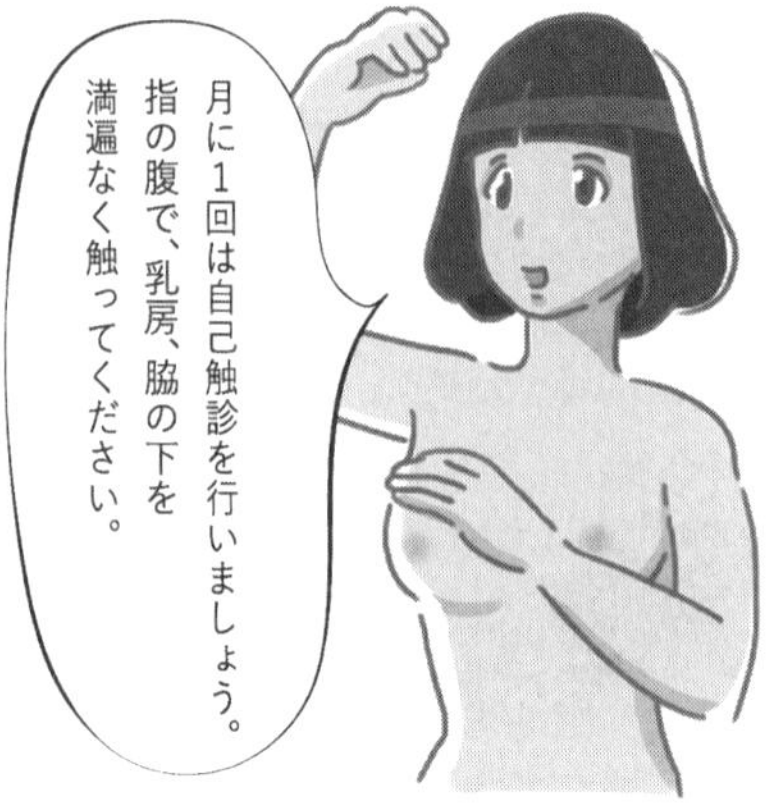
月に1回は自己触診を行いましょう。
指の腹で、乳房、脇の下を
満遍なく触ってください。

乳房は体表に近いところにあり、他の臓器に比べ病気に気付きやすい場所です。主な乳房の自覚症状と、それに関連する疾患について挙げてみたいと思います。

【しこり】乳房の病気を発見するきっかけになることが多い自覚症状です。しこりを鑑別するのに重要な所見は、硬さやしこりが動くかです。例えば柔らかいものや、くりくりと動くものは良性（線維腺腫、嚢胞など）を、硬いものや周りとの境目が分かりにくいものはがんの可能性を疑います。

【痛み】チクチク、乳房の奥の痛い感じ、脇や乳房の下の痛みなど、いろんな痛みの訴えがあります。乳房の痛みは主に女性ホルモンと関連しており、生理周期に合わせて痛みに強弱があるものは、がんとの関連性は少ないと考えられます。またストレスによっても、女性ホルモンは敏感に変化します。

とはいえ痛みを感じる方は多いため、痛みの訴えで外来を受診し偶然がんが見つかることはあります。しかしながら急激に大きくなったり、皮膚や胸の壁まで到達したりするようなしこりがあれば強い痛みが生じるため、いつもと違う痛みが出る場合には要注意です。

【乳頭からの分泌物】病気とは関係なく生理的に出ることもあれば、乳管（母乳が通る管）の中に腫瘍ができた場合に起こることもあります。透明や黄色であれば一般的に乳腺症などの良性疾患を考え、血液が混じっているときにはより腫瘍の存在を疑います。この場合、良性腫瘍の一つである乳管内乳頭腫や乳がんなどが鑑別に挙がります。

【皮膚の症状】ひきつれやくぼみは乳がんを強く疑います。また皮膚が赤くなったり、熱を持ったりする場合は乳腺炎のことが多いのですが、中にはしこりを作らない特殊なタイプの乳がんのこともまれにあります。

【乳頭や乳輪部のびらん】乳頭や乳輪の周りにただれたような症状がある場合、特殊なタイプの乳がんが考えられます。何か気になる症状がある場合、検診ではなく直接医療機関(乳腺科や乳腺外科)を受診してください。

乳腺外科　副科長　原尾　美智子

Q 乳がん手術後の乳房再建術の方法、流れについて教えてください。

A 健康保険が適用されますが、認定を受けた施設でのみ受けられます。

乳房再建術は乳腺外科医による乳がん手術の後、形成外科医によって行われます。タイミングによる分類では1次再建（乳がん手術と同時に行う）、2次再建（乳がん手術後に一定の期間をおいて行う）があります。術式による分類では自家組織による乳房再建と、シリコンインプラントによる乳房再建があります。

自家組織による再建は、反対側の乳房の大きさに応じて主に患者さんの背中、またはおなかの組織を選択し、血流のある状態で移植する方法です。シリコンインプラントによる再建は、乳がん手術によって多くは皮膚も合併切除され、そのままインプラントを挿入すると皮膚に過度な緊張がかかるため、通常、ティッシュエキスパンダーを使って皮膚を拡張させて、挿入スペースを確保させてから行います。

皮膚の拡張は1～2週間に1回のペースで約1カ月半程度かけて、少しずつ生理食塩水を注入して

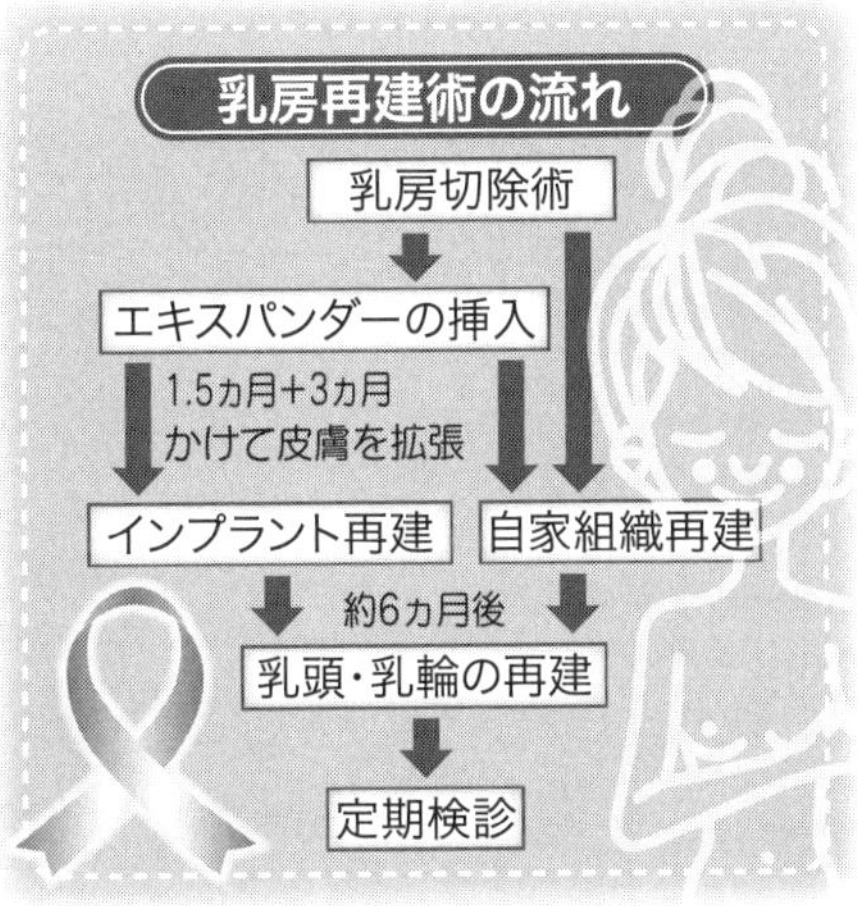

いきます。拡張終了してから約3カ月程度、皮膚がなじむのを待ってから入れ替え手術を行います。ティッシュエキスパンダーを使う方法は自家組織による再建の前に行うこともあります。

美容外科の豊胸手術と異なり、健康保険が適用されます。ただし、保険適用のティッシュエキスパンダー、シリコンインプラントを使った乳房再建術は日本オンコプラスティックサージャリー学会の認定を受けた施設でのみ受けられます。

乳がん手術で乳頭・乳輪を切除した場合は乳房再建手術から半年程度の期間がたてば、乳頭・乳輪再建を行うことができます。乳頭再建は反対側の乳頭を移植する方法・皮膚を組み合わせて立体的に形成する方法で、乳輪再建は色の濃い皮膚を移植する方法・刺青で着色する方法で主に行います。刺青以外の方法は健康保険の適応となります。

形成外科　非常勤医師　石井　直弘

Q 肝臓がんの原因は何ですか。

A 肝臓に炎症が持続している場合に発生するとされていて、代表的なものがB型肝炎ウイルスやC型肝炎ウイルスの感染です。

肝臓がんは、大きく原発性の肝臓がんと転移性の肝臓がんに分けられます。原発性の肝臓がんは、肝臓の組織から出てきたがんで、転移性の肝臓がんは他の部位のがんが肝臓に飛んできたものを言います。

ここでは原発性の肝臓がん、その中でも特に肝細胞がんという、肝細胞から発生したがんについて説明します。

肝細胞がんは肝臓に炎症が持続している場合に発生するとされていて、代表的なものがB型肝炎ウイルスやC型肝炎ウイルスの感染です。1995年ごろは肝臓がんに占めるウイルス性肝臓がんの割合は93％でしたが、ウイルス肝炎治療の進歩により2007年には80％まで減少しました。

また2015年よりC型肝炎に対し95％以上の治癒が見込めるインターフェロンフリーの治療が、肝炎治療にかかる医療費助成事業を使って広く行われています。この治療によりウイルス性肝炎による肝臓がんの発生は減少すると言われています。

原因のその他に分類されているものの中にはアルコール多飲（ビール1日1500ミリリットル、日本酒3合、ワイン4分の3本以上）により起こるアルコール性肝炎や、非アルコール性脂肪肝炎（NASH）などがあり、近年増加の傾向を示しています。

アルコール性肝炎は過度のアルコールを摂取しないようにすることにより予防ができますし、NASHに関しては、生クリームやクリームチーズ、牛のサーロイン肉などに多く含まれている飽和脂肪酸の摂取を減らしたり、メタボリック症候群を治したりすることにより発生が抑えられるとされています。

また国立がん研究センターの疫学調査（国立がん研究センターによる「多目的コホート研究」ホームページより）によると、コーヒーを多く飲む人は肝臓がんになりにくいというデータもあります。ウイルス肝炎の人は肝炎治療を、その他の人は生活習慣病に注意し、肝臓がんにかからないようにしてください。

肝細胞がんの発生原因

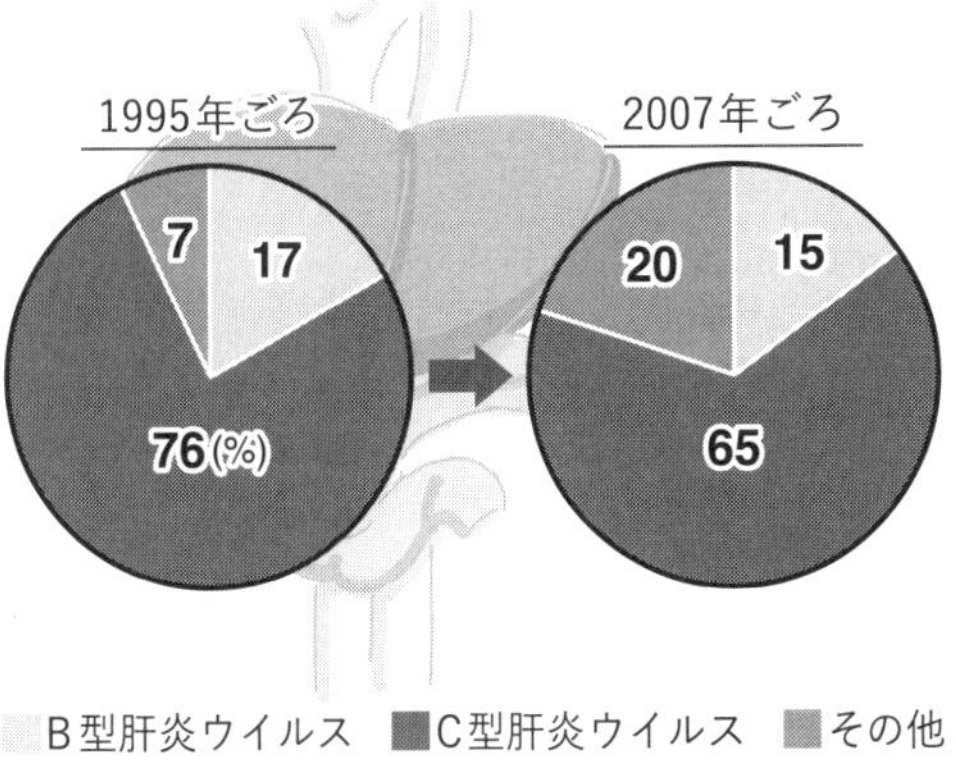

※第19回全国原発性肝癌追跡調査報告より

副病院長　尾澤　巌

Q 肝臓がんの症状にはどのようなものがありますか。

A 肝臓は「沈黙の臓器」と呼ばれ、初期の段階ではほとんど症状がでることはありません。

肝臓がんには大きく分けて、肝臓の細胞から発生する「肝細胞がん」と、肝臓の細胞がつくった胆汁を運ぶ胆管から発生する「肝内胆管がん」があります。ここでは肝臓がんの大部分を占める、肝細胞がんの症状についてご説明します。

肝細胞がんは初期の段階ではほとんど症状がでることはありません。肝臓は「沈黙の臓器」と呼ばれ、腹部にしこりを触れたり、圧迫感、痛み、おなかの張りを感じるなどの症状が現れたときには既に、がんがかなり進んでいるということも少なくありません。

さらにがんが大きくなって破裂すると、腹部の激痛や目まいなどの貧血症状といった、急激な症状が出ることもあります。

比較的初期の段階で「だるい」、「食欲がない」、「疲れやすい」などの症状を訴える患者さんもいますが、肝細胞がんの多くは肝炎ウイルスの感染やアルコールの大量摂取による慢性肝炎や、肝硬変が背景にあることが多く、肝炎や肝硬変の症状と重複するため、肝細胞がん特有の症状とは言えません。

逆に、皮膚や白目が黄色くなる黄疸や、水がたまっておなかが張る腹水の症状は肝硬変でよくみられる症状ですが、肝細胞がんが進行して太い血管や胆管内にがんが入り込むと同様の症状が出ることがあります。短期間のうちに皮膚が黄色くなったり、おなかが張ったりしてきた場合には注意が必要です。

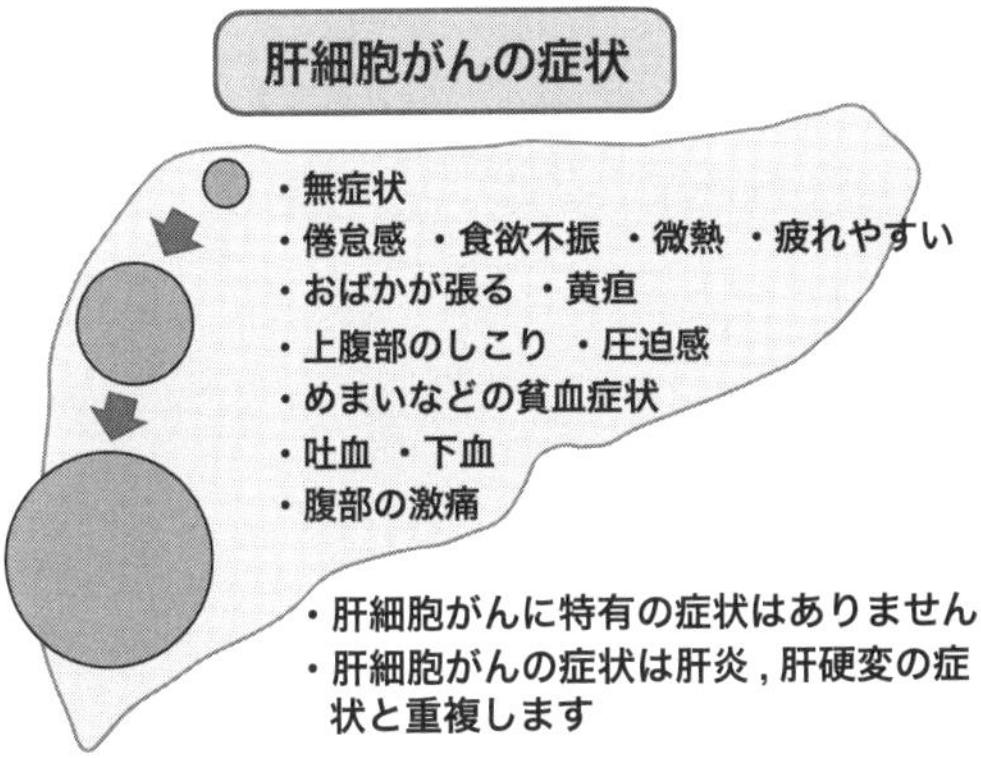
肝細胞がんの症状
・無症状
・倦怠感 ・食欲不振 ・微熱 ・疲れやすい
・おばかが張る ・黄疸
・上腹部のしこり ・圧迫感
・めまいなどの貧血症状
・吐血 ・下血
・腹部の激痛
・肝細胞がんに特有の症状はありません
・肝細胞がんの症状は肝炎，肝硬変の症状と重複します

また、肝硬変や肝細胞がんが進んだ状態では、本来ならば肝臓へ流れるはずの血液が、胃や食道の静脈に大量に逆流することで静脈瘤ができてしまい、破裂による吐血や下血を起こすことがあります。

肝細胞がんは小さい段階で見つかると、腫瘍に針を刺して焼灼する治療など、手術以外にも体に負担が少ない治療が可能な場合があります。初期の段階では自覚症状が出ないことが多いですから、既に肝炎ウイルスに感染していることが分かっている場合や、アルコールを多く飲まれる方は、血液検査だけでなく、定期的におなかの超音波検査などを受けていただくことをお勧めします。

肝胆膵外科 副科長　星本 相淳

Q 胆管がんは、どのようながんですか。

A いわゆる"治りにくいがん"の一つといえます。

「胆管がん」は肝臓で作られた胆汁が流れる管（胆管）にできるがんです。

肝臓の中の胆管が「肝内胆管」、肝臓の外の胆管が「肝外胆管」で、十二指腸に胆汁が流出する小さく膨らんだ部位が「十二指腸乳頭部」です。さらに肝外胆管の途中に「胆のう」という胆汁を一時的に蓄える袋があります。これら肝内・外の胆管、胆のう、十二指腸乳頭部という胆汁の通り道の総称が「胆道」であり、胆管がんは「胆道がん」の一種になります。

胆道がんは内側を覆う粘膜から発生する悪性腫瘍です。発生した部位別に「肝内胆管がん」、「肝外胆管がん」、「胆のうがん」、「十二指腸乳頭部がん」に分類されます。

胆道がんの主な症状は「黄疸」です。がんにより胆汁の流れが滞るようになると、上流の肝臓側の胆管が拡張し逃げ場のなくなった胆汁が血管へ逆流します。

すると胆汁中に含まれるビリルビンという黄色い物質が血液中に多くなり、皮膚や白目の部分が黄染します（黄疸）。胆汁が腸内に出てこなくなると便の色が白くなったり（白色便）、血液中のビリルビンが尿に排せつされ尿の色が濃くなったりします（黄疸尿）。

これらの症状を自覚したら、すぐに病院を受診することをお勧めします。自覚症状が出てから見つかり、がんと診断された時点で進行した状態の患者さんが多いのもこのがんの特徴です。

国立がん研究センターが公表する２０１６年のわが国の胆のう・胆管がんの罹患予測数は悪性腫瘍の中で第11位ですが、死亡予測数は第６位と順位が大幅に上昇しており、胆道がんは亡くなる確率の高い、いわゆる『治りにくいがん』の一つといえます。

胆道がんの治療で完治が期待できるのは現在のところ手術のみです。早期に発見し切除すれば、治癒する確率も高くなります。手術の方法はがんの発生部位と広がりによりさまざまで、肝臓、胆管、膵臓、十二指腸や血管を切除する大きな手術が必要になることもまれではありません。従って、高度な技術を習得した経験豊富な外科医が在籍する、がん専門病院での治療が望まれます。

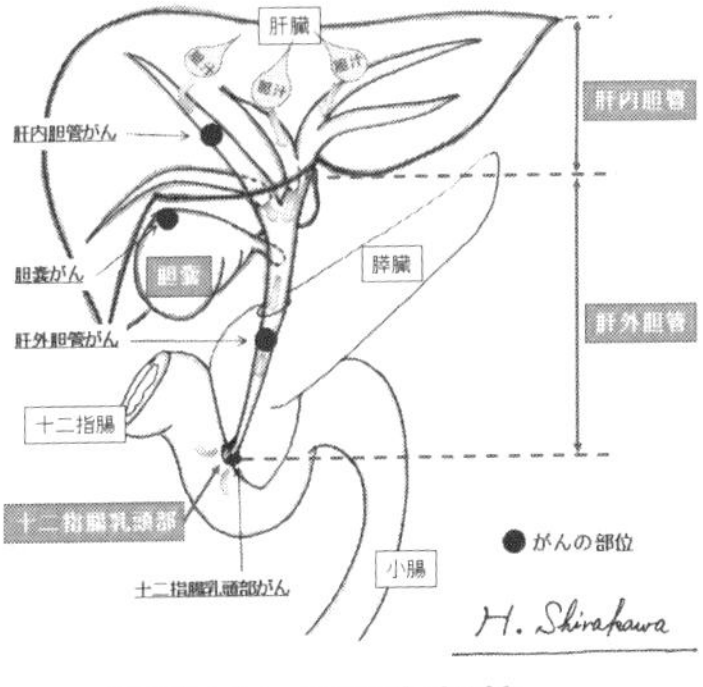

胆道がんの発生部位

肝胆膵外科 副科長　白川 博文

Q 膵臓がんは、どのように治療するのですか。

A 外科、腫瘍内科、放射線治療科など多部門の協力体制が不可欠です。

膵臓がんは「たちの悪い」がんとして知られています。2013年には年間死亡数が3万人を超え、肝臓がんを抜いて悪性腫瘍による死亡の第4位となりました（人口動態統計）。全がん協のデータによると、膵切除後の5年生存率は22・4％です。

膵臓がんを早期のうちに発見することは困難ではありますが、膵臓がんにかかりやすい人の特徴として①血縁に膵臓がんがいる②慢性膵炎などの膵疾患や糖尿病の既往がある③肥満、喫煙、大量飲酒などが挙げられており、特に原因もなく急に糖尿病になった、あるいは糖尿病が悪化したような場合には膵臓がんを疑ってみる必要があります。

膵臓がん特有の症状はありませんが、しばしば「胃が痛い」と表現される心窩部の痛み、腰や背中の頑固な痛みなどにも要注意です。膵臓がんにより胆汁の通り道（胆管）が閉塞して、黄疸になることもあります。

膵臓がんの治療で最も大切なのは、手術で病巣をできるだけ残さず取り除くことです。栃木県立がんセンターでは周囲の血管を巻き込むような進行した膵臓がんに対しても、可能であれば積極的に血管を含めて病巣を切除するよう努力しています。

また現時点では術後に化学療法（抗がん剤による治療）を追加することが標準とされていますが、術前に化学療法や放射線治療を行うなど、より良い治療法の開発のため各種の臨床試験が行われています。肝臓など他臓器への転移のために切除できない場合でも、おのおのの患者さんに適切な抗がん剤を選択して、主として外来通院で化学療法を行っています。

このように膵臓がんの治療には外科、腫瘍内科、放射線治療科など多部門の協力体制が不可欠です。さらに正確な診断に欠かせない病理診断科や必要な処置を行うＩＶＲ科、疼痛などの諸症状に対応する緩和ケア科なども含め、病院全体としての総合力が求められます。

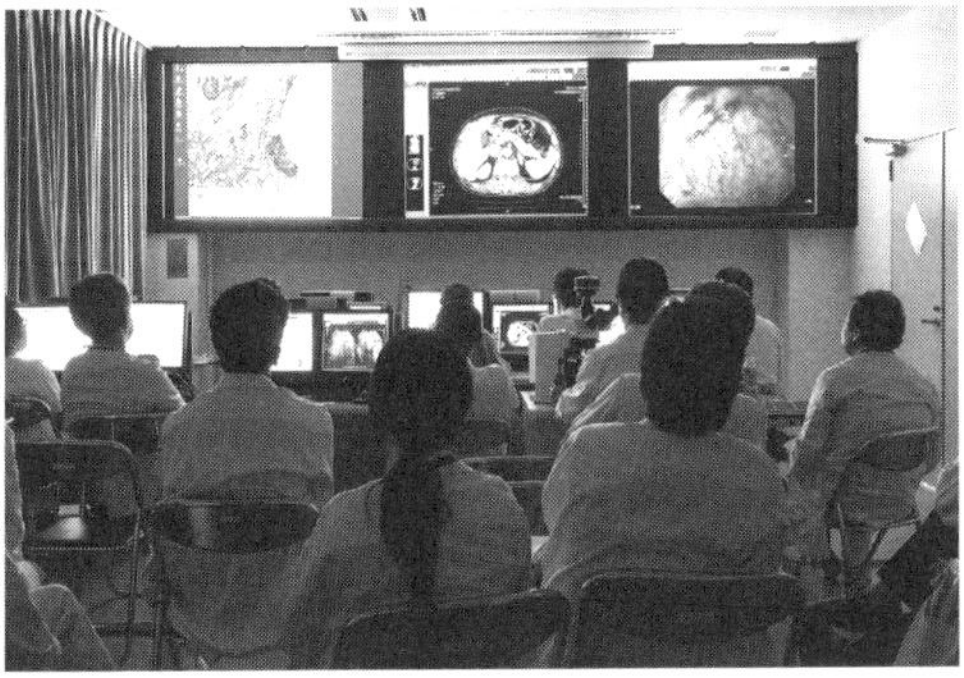

多部門の連携が不可欠な膵臓がん治療。消化器合同カンファレンスで個々の症例を詳細に検討する

肝胆膵外科 科長　富川 盛啓

Q 子宮がんは、どのようながんですか。

A 子宮頸がんはウイルスが原因です。子宮内膜がんは、原因が特定されていません。

子宮がんには子宮の入り口にできる子宮頸がんと、子宮の奥にできる子宮内膜がん（子宮体がん）があります。

子宮頸がんはヒト乳頭腫ウイルスが原因です。このウイルスは性交により頸部に感染しますので、頸がんは20代から発症することがあり、20代からの頸がん検診が必要です。このウイルスに対するワクチンが開発されており、性交経験前にワクチンを接種することで発がんを予防できます。

頸がん検診では頸部から細胞を採取します。頸部の細胞診は安価で精度の高い検査で、がん検診のエースです。2年に1度していれば早期発見が可能で、がんで命を落とすことはありません。

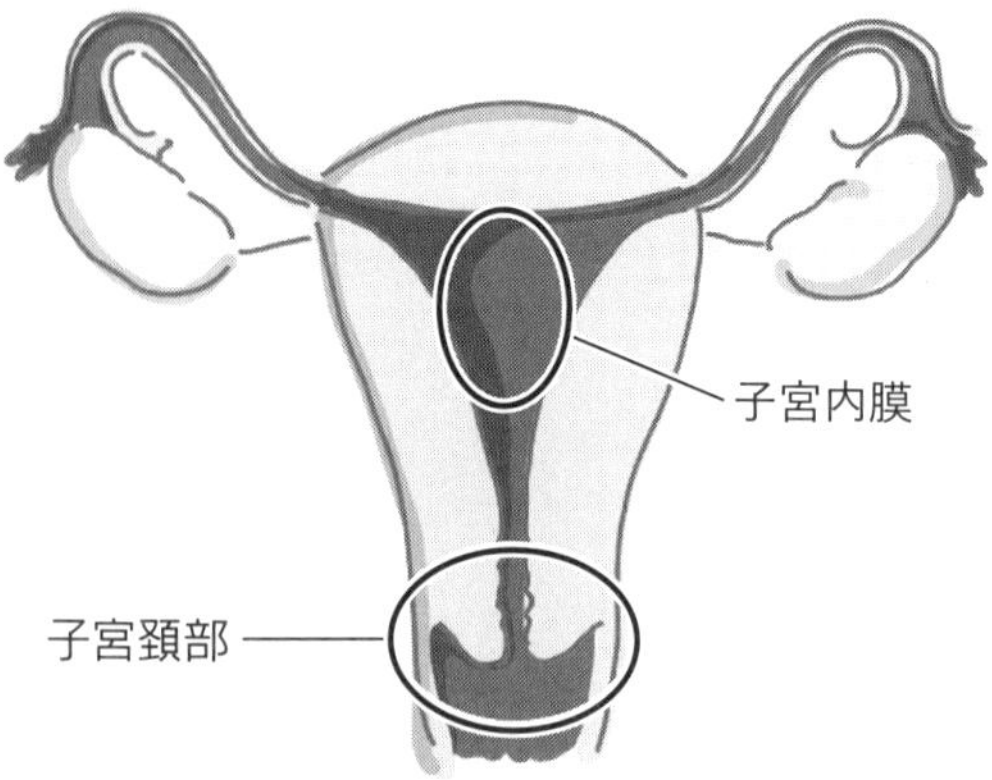

がん検診といっても、ほとんどが異形成という前がん病変で発見されます。初期の頸がんであれば円すい切除という、頸部を円すい状に切除する方法で治りますので子宮を残して妊娠することができます。浸潤がんで発見された場合には手術や放射線治療を行います。

子宮内膜がんの原因は特定されていませんが、欧米化した食事や肥満、運動不足などの生活習慣が一因と考えられています。50代から増加します。頸がんと違い、症状のない女性が毎年実施するといった検診のメリットはありません。

不正出血があったら産婦人科を受診し、子宮内膜の検査を受けてください。不正出血かどうか判断に迷うことが多く、特に閉経前後の女性は、月経が不順になったのか、月経とは違う不正出血なのか迷う時には産婦人科を受診してください。

検査方法としては内膜細胞診あるいは組織診がありますが、内膜細胞診は頸部の細胞診に比べ診断が難しいので過信は禁物で、組織診も実施することが望ましいです。治療としては基本的に子宮を摘出します。初期であればリンパ節を切除しなくても治ります。また妊娠を望む女性にはホルモン治療がありますが、がんが治る確率は50％程度です。

婦人科 科長　關口 勲
婦人科 副科長　佐藤 尚人

子宮頸がんと子宮内膜がんの違い

	原　因	発症年齢	予防法	早期発見の方法
子宮頸がん	ヒト乳頭腫ウイルス	20代から	ワクチン	検診
子宮内膜がん	食生活習慣など	50代から	食生活習慣改善	不正出血

Q 卵巣がんは、どのようながんですか。

A 「静かながん」といわれており、かなり大きくなるとか、腹水がたまったりして分かる場合も少なくありません。

子宮頸がんには有効な検診方法がありますが、残念ながら卵巣がんではまだ確立されていません。卵巣がんは「静かながん」といわれており、がんが発生してもすぐには自分でも分からず、かなり大きくなるとか、腹水がたまったりして初めて分かるといった場合も少なくありません。

そんな状況の中で可能な対応としては、子宮頸がん検診を受け、その際の内診で卵巣が腫れているかチェックする、人間ドックなどで超音波検査を受ける、などがあると思います。

また、最近では遺伝する卵巣がんもわかってきましたので、約50歳以下で卵巣がんや子宮内膜がん、あるいは乳がんなどに罹患した近親者がいる方は、専門病院のがん遺伝外来などに相談するといった対応もあります。

卵巣がんの治療は原則として手術です。卵巣腫瘍には良性、境界悪性（悪性度の低いがん）、悪性（がん）がありますが、他のがんとは異なり、卵巣腫瘍が良性であるか悪性であるか、手術前には確定できません。手術中の迅速病理検査によって診断します。

卵巣がんと診断された場合は肉眼的に異常が認められなくても反対側の卵巣、子宮、リンパ節などを切除します。腹膜などにがんが広がっている場合はできるだけ腫瘍を切除し、残存腫瘍量を減らします。また、未婚女性やまだ妊娠を希望される方には、妊孕性温存手術といって卵巣がんのみを切除して、子宮と健常側の卵巣と卵管を温存する方法もあります。

切除した臓器の病理検査結果により進行期（Ⅰ～Ⅳ期まである）が決定され、片側の卵巣にのみがんが認められるⅠA期を除いて、ⅠB期以上では抗がん剤治療が推奨されます。卵巣がんの抗がん剤治療はタキソール（お酒が全く飲めない人はタキソテール）とカルボプラチンという抗がん剤を3～4週おきに、6～8コース実施します。

治療後は定期的に再発のチェックや後遺症（手足のしびれが多い）のケアを実施します。血中の腫瘍マーカーを測定し、上昇した場合は再発を疑います。

婦人科 科長　關口 勲
婦人科 副科長　佐藤 尚人

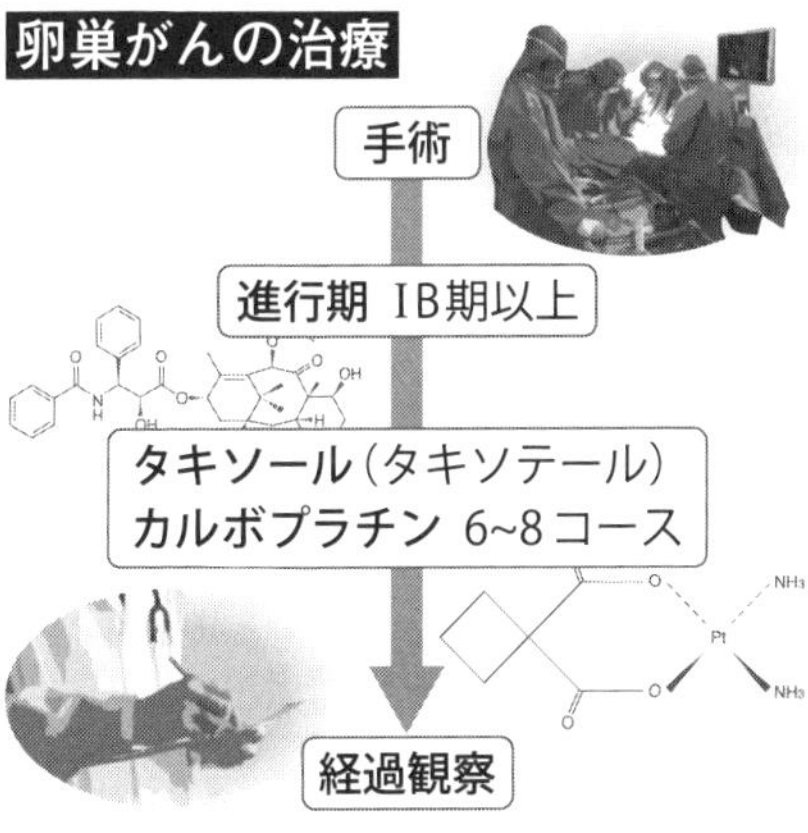

Q 婦人科がんの症状にはどのようなものがありますか。

A 子宮がんの初発症状としては不正腟出血がほとんどです。

子宮内膜がん（子宮体がん）と子宮頚がんの初発症状としては不正腟出血がほとんどです。出血が少ないと赤っぽいあるいは茶色っぽいおりものと自覚されることもあります。内膜がんと頚がんでは不正出血の意味は大きく異なります。内膜がんの検査は不正出血を認めた時に実施しますが、それでも早期に発見されることがほとんどです。一方、頚がんは進行するまで不正出血を認めることが少ないので、不正出血がなくても定期的に検診すべきです。不正出血も月経のある閉経前と閉経後に分けて理解する必要があります。がんができやすい年齢を考えると閉経後の不正出血が重要です。2、3年月経がなく、完全に閉経してからの不正出血は量に関係なく、短期間に2回以上あった場合には検査が必要です。

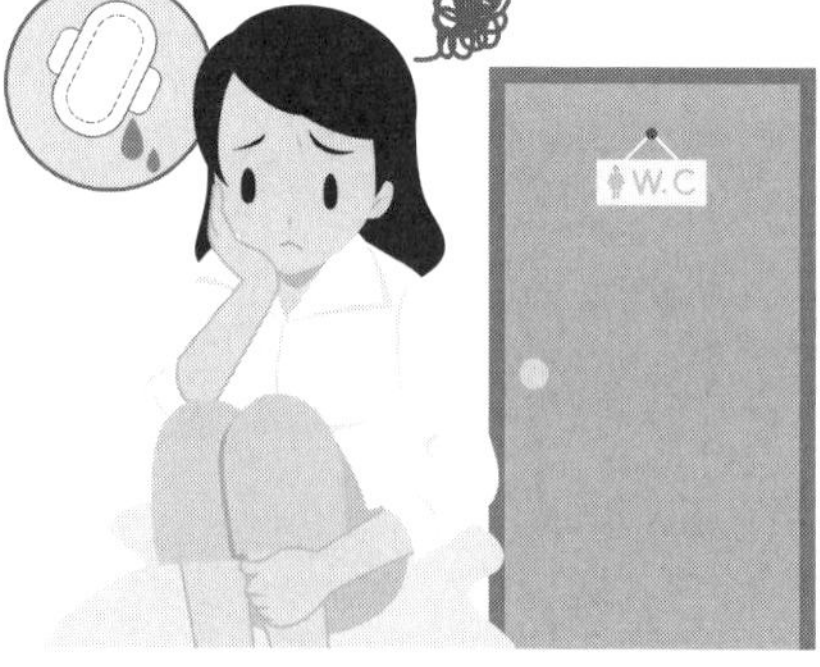

閉経前後では月経間隔が不順になったり、月経量が減ったりして月経と不正出血の区別が難しくなります。出血量が多くなったり、出血する間隔が短くなるような場合は検査をお勧めします。閉経前の不正出血は、月経の前後に起こるものや月経と月経の中間に起こるもの（排卵期出血）などがありますが、月経との決まったタイミングで起こる出血は心配ありません。月経と無関係に起こる出血を認める場合は検査が望ましいです。性交後の出血は繰り返すようであれば検査が望ましいです。不正出血を認めてもがんであることは少ないです。閉経後であれば女性ホルモンの低下が原因で腟粘膜が萎縮し出血することが多くなります。閉経前であればストレスや肥満、やせなどが原因で卵巣機能の失調が起こり、月経不順や不正出血が起こります。不正出血は放置せずにまず産婦人科を受診してください。

不正出血以外の症状としては、おなかが出るとかおなかが張るといったものがあります。子宮や卵巣が大きくなっても自分では気づかないことが結構あります。卵巣腫瘍が大きくなったり、腹水が貯まったりすると、これまで着ていた衣服が小さく感じたり、太っておなかに脂肪がついたのかなと感じたりします。卵巣がんは大きいからといって悪性度が高いということはなく、逆に大きくなる卵巣がんは比較的性格が良いです。それに比べ、腹水が貯留しておなかが出てくるような卵巣がんでは腹膜にがんが広がっていることが多いです。仰向けになりご自分のおなかを触って何か異常がないかと自己検診することも有用と思われます。

婦人科 科長　關口 勲

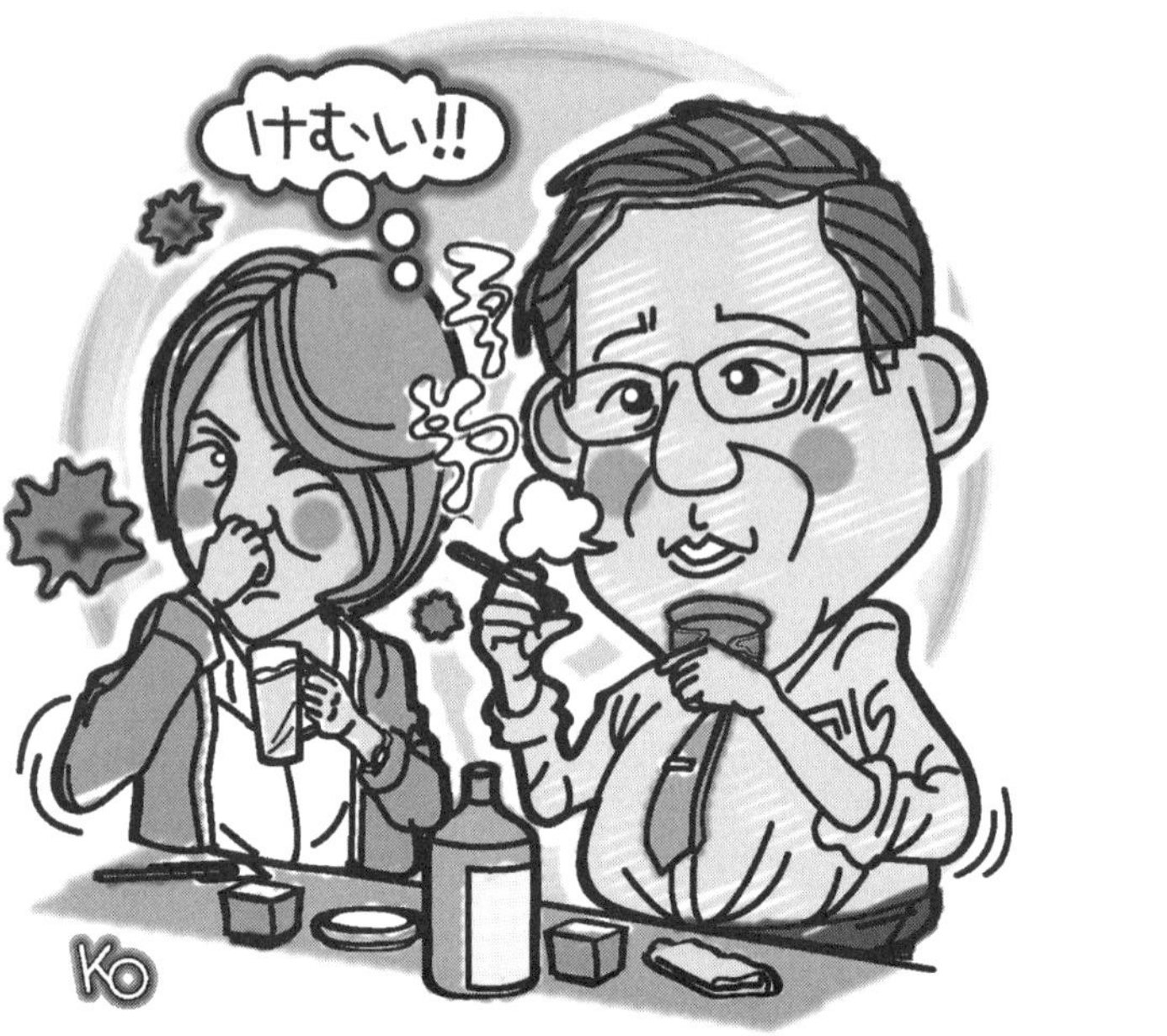

お酒も飲み過ぎると、肝臓《かんぞう》など多くの臓器《ぞうき》に負担《ふたん》をかけて、肝臓がんなどを起《お》こしやすくなります。 このほかにも、例《たと》えば、塩分《えんぶん》のとり過ぎは胃《い》がん、赤肉の食《た》べ過ぎや野菜《やさい》の少ない食事は大腸《だいちょう》がん、運動不足による肥満《ひまん》は乳《にゅう》がんと関係《かんけい》があると言われています。

こういったことに気を付けて毎日生活することが、がんの予防につながるのです。

理事長・センター長　清水 秀昭

つぎ 114P ④

親子で学ぶ がんのこと ③

Q 予防するには

以前《いぜん》に比《くら》べて、がんは治《なお》りやすくなりましたが、がんにかからないための努力《どりょく》は必要《ひつよう》です。 その努力とは「予防《よぼう》」です。

皆《みな》さんは、風邪《かぜ》にかからないように、遊《あそ》んだ後は手を洗《あら》い、うがいをしますね。せきが出るときは、せきが人にかからないように、ハンカチを口に当てたり、マスクをしたりしますね。これが予防するということです。

では、予防のためには、どのようなことに気を付《つ》ければよいでしょうか？ 前々回に、たばこ、お酒《さけ》の飲《の》み過《す》ぎ、バランスの悪《わる》い食事《しょくじ》、運動不足《うんどうぶそく》、細菌《さいきん》・ウイルスなどの影響《えいきょう》で、がんにかかることを勉強《べんきょう》しました。

たばこを吸《す》う（これを「喫煙《きつえん》」と言います）と、ニコチンやタールなど200種類《しゅるい》以上《いじょう》の有害《ゆうがい》な物質《ぶっしつ》が身体《からだ》の中に入ってきて、いろいろながんの原因《げんいん》になります。 また、喫煙している人のそばで、たばこの煙《けむり》を吸う（これを「受動《じゅどう》喫煙」と言います）と、喫煙以上に悪《わる》い影響を受《う》けます。

Q 首のリンパ節が腫れているようです。悪性リンパ腫の可能性はありますか。

A 診察しただけで「悪性リンパ腫ですね」と診断することはできません。

悪性リンパ腫は血液のがんです。リンパ組織は体中にあるので、どこにできてもおかしくありません。リンパ節が腫れるというのは症状の一つとしてよく知られていますが、脳や肺などの内臓、目や皮膚、骨などにもできることがあります。また熱が毎日出る、体重が減る、寝汗をかくという症状が出ることもあります。

このようにさまざまな症状が出現しますので、私たちも診察しただけで「悪性リンパ腫ですね」と診断することはできません。悪性リンパ腫の診断のためには腫れている部分を一部取ってきて、顕微鏡で見て診断をつけます。

悪性リンパ腫とひとまとめに言っても、そのタイプは細かく分かれていて40～50以上もの分類があります。なぜ、そんなにタイプがあるかというと、同じ悪性リンパ腫でも、がんなのに治療しなくていいものから、一刻も早く治療したほうがいいものまでさまざまなものがあるからです。

またタイプによって使う抗がん剤、抗がん剤の効果がまったく異なります。最も安全に、最も効果的な治療を行うために、悪性リンパ腫であるというがんの診断と、どのタイプなのかという診断は非常に重要です。

日本人に最も多い「びまん性大細胞型B細胞性リンパ腫」というタイプについて具体的にお話します。

悪性リンパ腫の主なタイプ

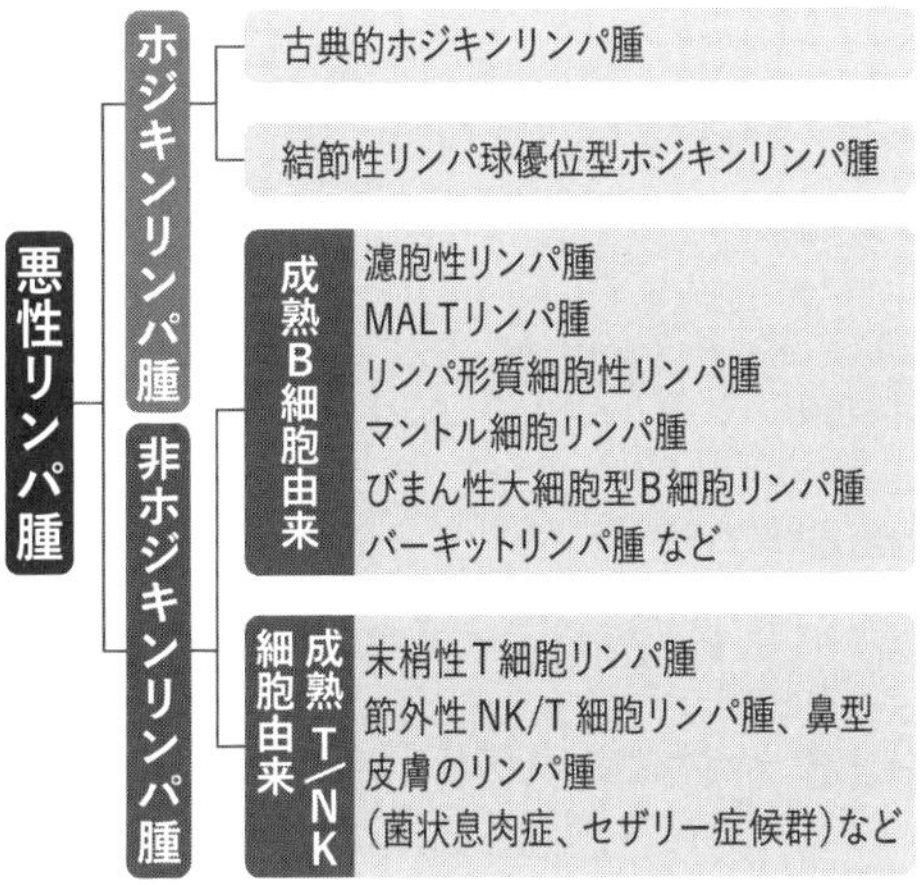

このタイプの悪性度は中等度ですので月の単位で悪くなり、治療しないでいると命にかかわる病気です。しかし、ご高齢でも外来通院で可能な抗がん剤治療を行うことで、6割弱の患者さんは治すことができます。

高齢でリンパ腫が疑われた場合、「もう高齢だからできる治療がないのではないか」「この年で抗がん剤なんかやりたくないわ」と思う方は多いと思います。しかし、きちんと診断し、どんな病気か知ることで初めて病気と向き合うことができます。その相談に乗るのが私たちの一番の仕事です。

血液内科 医長　目黒　明子

Q 多発性骨髄腫と診断されました。どのような治療を受けるのがよいですか。

A 新規治療薬が使用可能となり、治療成績が飛躍的に向上しました。

多発性骨髄腫は形質細胞と呼ばれる血液細胞ががん化したもので、血液や尿の中にM蛋白と呼ばれる異常な物質が見つかることが多く、診断の契機になります。このほか高カルシウム血症、腎機能障害、貧血、骨病変などが重要な合併症です。

このような症状を有する場合は症候性骨髄腫と呼び、治療が必要になります。最近になり従来の抗がん剤とは作用機序が異なる多くの新規治療薬が使用可能となり、治療成績が飛躍的に向上しました。しかし治癒を期待できる治療法は、まだ見つかっていません。

治りにくい病気であることより、上記のような症状がない無症候性骨髄腫では経過観察し、症状が出てから治療するのが一般的でした。しかし新規治療薬が従来の抗がん剤に比べ効果的なことより、早期に進行する可能性が高い場合には無症候性でも新規治療薬を投与することがあります。

65歳未満で重篤な合併症がない場合、自家末梢血幹細胞移植を伴う大量化学療法を初回治療と

新規治療薬(2017年現在、国内で使用可能なもの)

薬剤名	薬効分類	使用可能な時期
ボルテゾミブ	プロテアソーム阻害薬	初回治療時·再発時
レナリドミド	免疫調節薬	初回治療時·再発時
サリドマイド	免疫調節薬	再発時
ポマリドミド	免疫調節薬	再発時
パノビノスタット	HDAC阻害薬	再発時
カルフィルゾミブ	プロテアソーム阻害薬	再発時
エロツズマブ	抗体医薬	再発時

して実施することが推奨されていますが、患者さんの状態によっては65歳以上でも移植を行うことがあります。

移植の実施にかかわらず、新規治療薬を早期から用いることが重要と考えられています。現時点において、初回治療後に多くの患者さんが再発しますが、その場合には他の新規治療薬が使用可能です。

このほか、日頃から適度の運動を心がけることや、脱水を避けること、感染の予防に努めることなどは、骨髄腫と付き合っていく上で大切なことと考えられます。

骨髄腫治療は日々進歩しており、治療についてお悩みの場合には日本骨髄腫患者の会に相談することもお勧めです。(「日本骨髄腫患者の会」サイトまたは、平日の10時から16時に電話090・6908・2189まで)。

血液内科 科長　和泉 透

Q 白血病は、どのような病気ですか。

A 血液のがんの一つで、血液中の血球成分に異常が認められます。

白血病は血液のがんの一つで、かつて異常に白血球が増えた血液が白く見えたため、このような名前がつきました。白血病は急性と慢性、また白血病の性質により骨髄性とリンパ性に分かれ、4つの病型に分類されます。白血病になると血液中の血球成分に異常が認められるようになります。急性骨髄性白血病と急性リンパ性白血病では全体の白血球数はしばしば増加しますが、正常の機能を持つ白血球はむしろ減少し、このために感染症にかかりやすくなります。また貧血（赤血球数が減少）や血小板減少を認め、貧血により息切れや動悸、血小板減少により出血しやすくなります。治療は多剤併用化学療法（抗がん剤を複数組み合わせて用いる）が中心であり、また骨髄移植をはじめとした同種造血幹細胞移植が適応になることがあります。慢性骨髄性白血病は検診などで白血球が増加しているため偶然見つかることが多いのですが、病気が進行すると急性骨髄性白血病や急性リンパ性白血病のような症状を認めるようになります。かつては治りにくい病気の代表でしたが、新規薬剤

（チロシンキナーゼ阻害薬）の導入により、予後が劇的に改善しています。現在5種類の薬剤が使用可能となっており、病気の状況に応じた選択が出来るようになりました。慢性リンパ性白血病はリンパ球増加やリンパ節腫大が特徴で、症状がある場合は化学療法の適応となりますが症状がなければ経過観察も可能です。

この他、白血病という名前が付いている病気に成人T細胞白血病リンパ腫があります。この病気はヒトTリンパ球向性ウイルス1型の感染が原因で起こり、リンパ節腫張・皮疹・白血球増加などを認めます。また骨髄異形成症候群は汎血球減少（すべての血球が減少）をきたす病気の一つで、高齢者に多く認められます。一部の患者さんが急性白血病に移行するため、前白血病状態と言われることがあります。

白血病は現在においても治しにくい病気ですが、新規薬剤の導入が進みつつあり、治療方針について血液専門医とよく相談することが大切です。

血液内科 科長　和泉 透

各血球成分の役割

赤血球		酸素を肺から組織へ運搬する
白血球	好中球	体内に入った病原体を食べて殺菌する
	好酸球	アレルギー反応に関係する
	好塩基球	アレルギー反応に関係する
	単球	病原体を細胞内に取り込み分解する。免疫にも関与する
	リンパ球	Tリンパ球やBリンパ球などに分けられ、免疫に関与する
血小板		出血部位に集まり、出血を止める

Q 口腔がんは、どのようながんですか。

A 口腔の粘膜ががん化したもので、比較的まれな悪性腫瘍です。

口腔がんは顎口腔領域に発生する悪性腫瘍の総称です。その中の90%以上は扁平上皮がん（以下、口腔がん）と呼ばれる口腔の粘膜が、がん化したものです。2005年に口腔がんに罹患した数は約6900人で、全がんの約1%を占める比較的まれな悪性腫瘍です。口腔がん患者の男女比は3対2で年齢的には60代に最も多いとされ、人口の高齢化もあって口腔がんの罹患数は増加しつつあります。

口腔がんの好発部位は人種や習慣によって異なりますが、わが国における口腔がんの部位別頻度が最も高いのは舌で、口腔がんの約60%を占めます。

口腔がんの主な危険因子としては喫煙と飲酒が挙げられます。特に喫煙は口腔がんにおける最大の危険因子と考えられており、南アジア諸国では全がんの約30%を口腔がんが占めていて、これはかみたばこの習慣によるものが大きいとされています。また、飲酒も間接的に発がんに関与するとされて

口腔がんについて

症　状	口腔粘膜のしこりや潰瘍
原　因	喫煙、飲酒など
治　療	手術と放射線治療が中心

います。同様に傾斜した歯や虫歯、合わない義歯等による機械的な刺激も、口腔がんの間接的な原因となる場合があります。

その他に正常な組織と比べて明らかにがんが発生しやすい、形態的な変化を伴う組織を前がん病変といいます。口腔にできる代表的な前がん病変として、口腔の粘膜が白色を呈する白板症という病気があり、約3～16％の率でがん化すると言われています。

口腔がんや前がん病変の多くは、目で見て触れることができる部分に発症しますので、普段から歯磨きをするときなどに、口の粘膜が白くなったり極端に赤みを帯びたりしている部位はないか、なかなか治らない口内炎や潰瘍・腫瘤はないかを自分自身でチェックすることは、口腔がんや前がん病変を早期発見するために大切です。

また定期的に歯科医院等で、口の中を診てもらうことも有効です。口の中に気になるところがあれば、早めに専門病院で相談してみましょう。

歯科口腔外科 科長　土屋 欣之
歯科口腔外科 医長　榎本 康治

Q 甲状腺がんの治療の概要を教えてください。

A 3種のがんに大別されます。基本的には手術を主軸とした治療を検討します。

甲状腺がんは分化型甲状腺がん（乳頭がん、濾胞がん、低分化がんなど）、未分化がん、髄様がんの3概念に大別されます。

基本的には手術を主軸とした治療を検討します。2015年までの2年間に複数の新規薬剤が初めて使用できるようになり、病状に制約がありますが、治療戦略を立てる上で選択肢が増えました。

ここでは甲状腺がんの中でも、患者さんが最も多い分化型甲状腺がんについて取り上げます。

分化型甲状腺がんも、手術を主軸とした治療が考慮されます。甲状腺全摘で手術後にがんが残っていると判断される場合や、再発リスクが高いと判断される場合などに、放射性ヨウ素131内用療法が考慮されます。

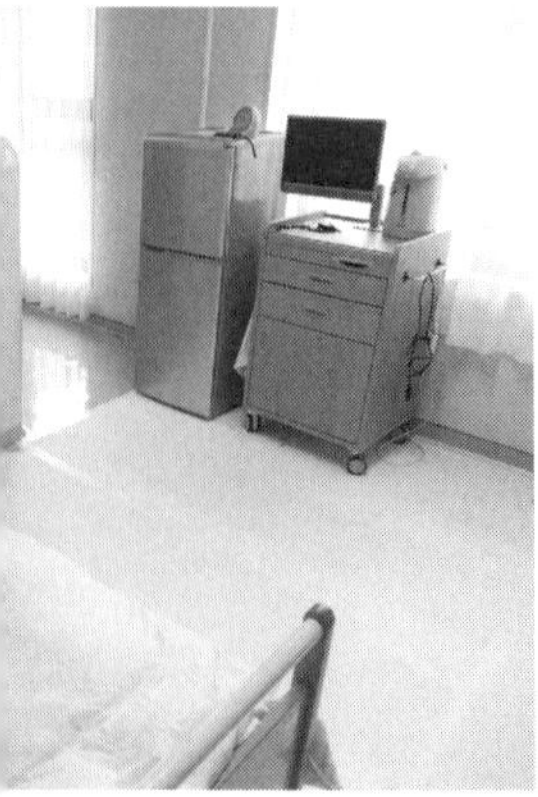

この内用療法は放射性ヨウ素１３１製剤を内服し、ヨウ素が甲状腺由来の細胞に特異的に取り込まれる性質を利用した照射法です。甲状腺全摘後に、わずかに残存している正常甲状腺細胞も同時に破壊することから、アブレーションと呼ばれることもあります。ヨウ素１３１内用療法は術後再発時にも、病変の進行を抑制する目的で使用することがあります。ただし、最初の甲状腺手術が片葉切除など全摘でない場合は、内用療法前に残存甲状腺をあらかじめ摘出する必要があります。肺転移や骨転移など頸部領域以外の病変が存在する場合にも、進行を抑制する目的で甲状腺全摘を先行し、ヨウ素１３１内用療法を行うことがあります。

内用療法が効かないと判断した場合に限定されますが、条件が整っていれば新規薬剤の導入を検討します。

新規薬剤は現時点ではそれが効かなくなるまで継続使用することが原則ですが、一時的であったとしても効果が認められることが比較的多いため、新規薬剤の適切な使用タイミングをいかに診断するかのコンセンサス形成が、現在の課題となっています。このことについて、栃木・茨城両県域では診療科横断的に、県境を越えて議論が始まりました。

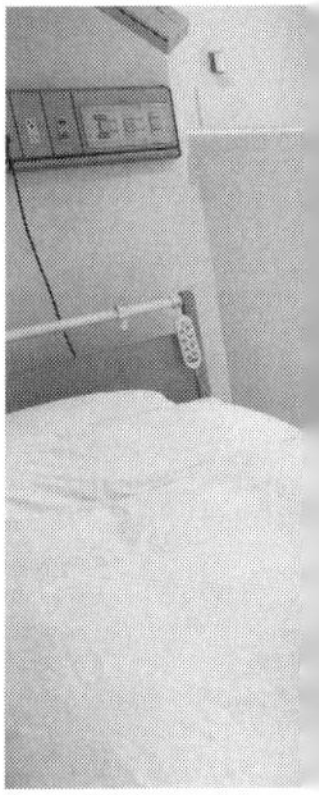

ヨウ素１３１内用療法のうち、入院での大量投与に使用するＲＩ病室。数日間は隔離をする

放射線治療科　副科長　井上　浩一

Q 骨軟部肉腫は、どのような病気ですか。

A 骨や皮膚の下、脂肪、筋肉、神経、血管などから発生する悪性腫瘍の総称です。

内臓にできる悪性腫瘍を〝がん〟と呼ぶのに対し、内臓以外にできる悪性腫瘍を〝肉腫〟と呼びます。骨軟部肉腫とは骨や皮膚の下、脂肪、筋肉、神経、血管など内臓の裏打ちをしている組織から発生する悪性腫瘍の総称です。肉腫は一般には聞きなれない病名だと思いますが、その理由は肉腫が希少がんの一つであるからです。希少がんとは〝発生のまれながん〟で、厚生労働省の検討会では〝人口10万人あたりの年間発生率（罹患率）が6例未満のもの、数が少ないため診療・受療上の課題が他のがん種に比べて大きいもの〟と定義されています。

希少がんである骨軟部肉腫の診療上の大きな課題の一つに、一般にだけでなく、医療従事者の間でも肉腫に対する認知度が低いことが挙げられます。骨軟部肉腫は皮膚の下や筋肉にできることが多く、患者さんは、一般の整形外科や皮膚科、形成外科、外科などを受診する場合が多くあります。しかしながら、海外のデータによれば、一般の医療従事者が骨軟部肉腫患者に遭遇する頻度は3年に一人未満であるということが報告されており、一般の医療従事者は骨軟部肉腫に対する診断治療に関する基本的な知識や経験を有していないことが報告されています。

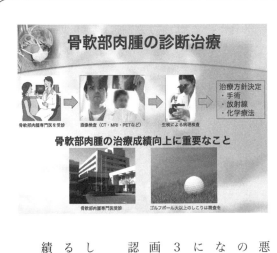

もう一つの課題は、骨軟部肉腫の腫瘍の大きさに対する認識です。1460例の骨軟部腫瘍症例を解析したイギリスの研究では、腫瘍径がゴルフボールのサイズ（4・27cm）を超える場合、悪性腫瘍の可能性が増加することを示しており、3cm以上の大きさの骨軟部腫瘍では悪性の可能性を考慮しなければなりません。骨軟部肉腫の治療は初期の診断や治療の内容によって、治療成績が大きく変わってきます。そのため、3cm以上の腫瘍では、すぐに腫瘍を切除するのではなく、画像検査や生検を行い、骨軟部肉腫の可能性がないかを確認することが重要になります。

これらの課題から、骨や皮膚の下、筋肉に腫瘍（腫瘤・しこり）ができた時には、骨軟部肉腫専門医が在籍している大学病院や地域のがんセンターに受診することが治療成績を向上させるために最も重要な事項になります。

骨軟部腫瘍科　非常勤医師　菊田　一貴

Q 放射線治療の概要について教えてください。

A 外照射、小線源治療、内用療法の三つに区分さます。

放射線治療は①体外から照射する「外照射」②小線源と呼ばれる放射線を出す小さな粒状の器具を患部にアプローチさせる「小線源治療」③放射性医薬品を投与し、体内の薬剤分布の特性を利用して目的部位を中心に照射する「内用療法」の三つに区分されます。一部の疾患を除いて、多くはがんに使用されます。

①は放射線治療の中では患者数が最も多く、エックス線や電子線と呼ばれる放射線を使用する装置が全国的に普及しています。また、国内の限られた施設では対象疾患や病状が限定されますが、炭素線（重粒子）や陽子線と呼ばれる放射線を取り扱うところもあります。

②は患部のすぐ近くから照射を行うもので、小線源を算出された時間だけ患部付近に一時的に留置し照射を行う「一時挿入治療」と、小線源そのものを半永久的に患部付近に埋め込む「永久挿入治療」とがあり、後者については近年では前立腺がんに対する治療が普及しています。

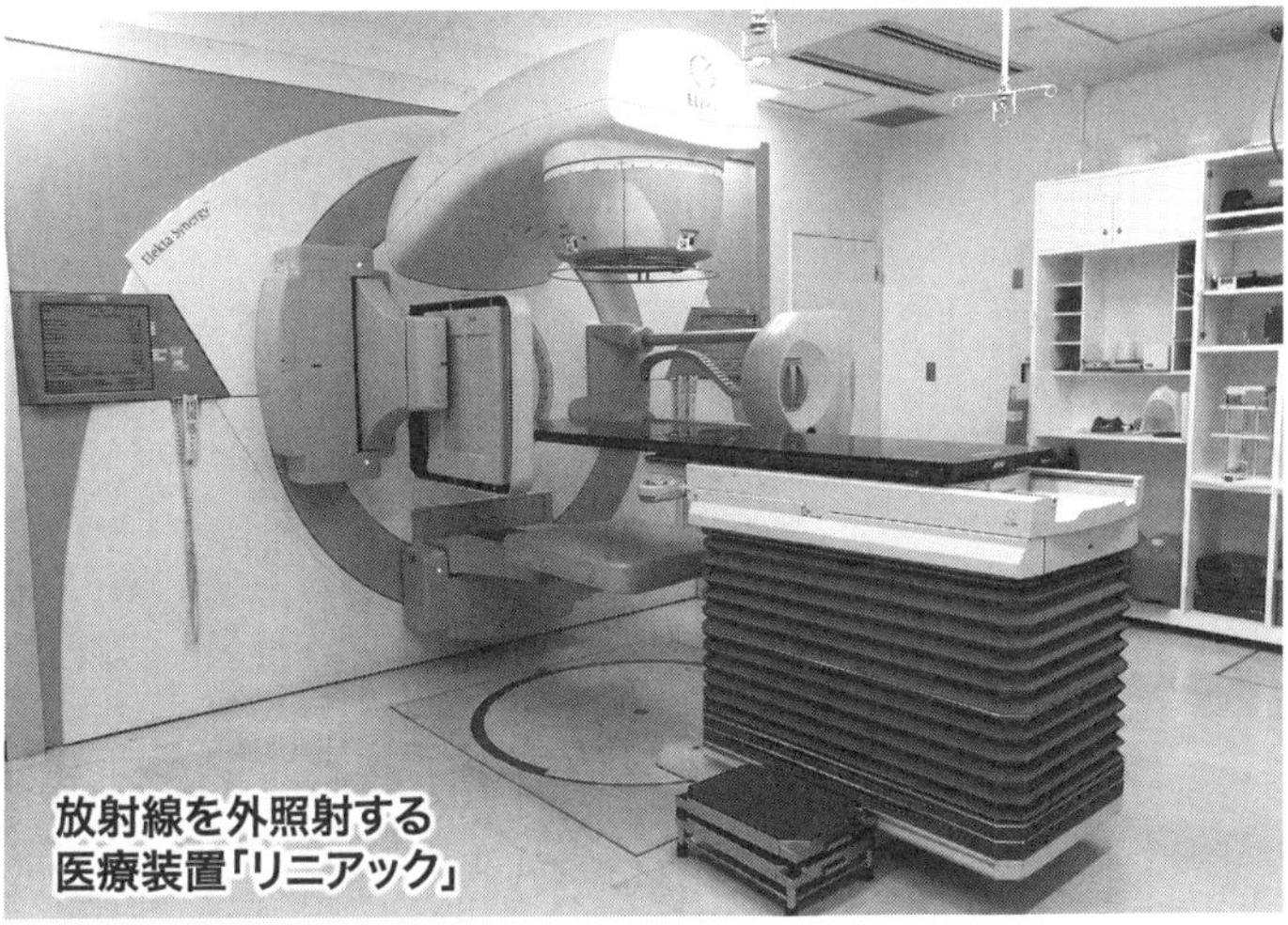

放射線を外照射する
医療装置「リニアック」

③は使用できる疾患と薬剤の種類が限られていますが、国内では固形がん（乳がんや肺がんなど、特定の臓器由来のがん）の骨転移の疼痛緩和に使用するストロンチウム89や、甲状腺がんの一部の組織型で甲状腺全摘後の腫瘍制御に使用するヨウ素１３１等が広く用いられています。

①の「外照射」は、子宮頸がんの一部の病状などでは手術と同等の成績が示されており、さらに臓器機能温存が狙えるようになりました。また、がんの発生部位や病状によっては、手術や抗がん剤などの他の治療と組み合わせることもあります。がんの根治治療だけでなく、症状緩和にもよく利用されています。近年は照射機器の発達により、副作用をかなり低減できるようになっています。

放射線治療科 副科長　井上 浩一

Q IVR（アイ・ブイ・アール）って何ですか。

A 病気を診断する目的の装置で体の中を映し出しながら、さまざまな病気の治療を行います。

ＩＶＲとは、Interventional Radiology（インターベンショナルラジオロジー）の略です。

病気を診断する目的の装置であるＸ線透視やＣＴ（コンピューター断層撮影）、ＭＲＩ（磁気共鳴画像）、超音波などで体の中を映し出しながら、わずか数ミリの傷口から体の中に細い医療器具を入れて、さまざまな病気の治療を行います。数ミリの小さな傷だけで数十分程度の短時間で治療できるので、患者さんの身体的負担が圧倒的に小さいというのが最大の利点です。

正確に治療するためには、正確に目的とする病変部

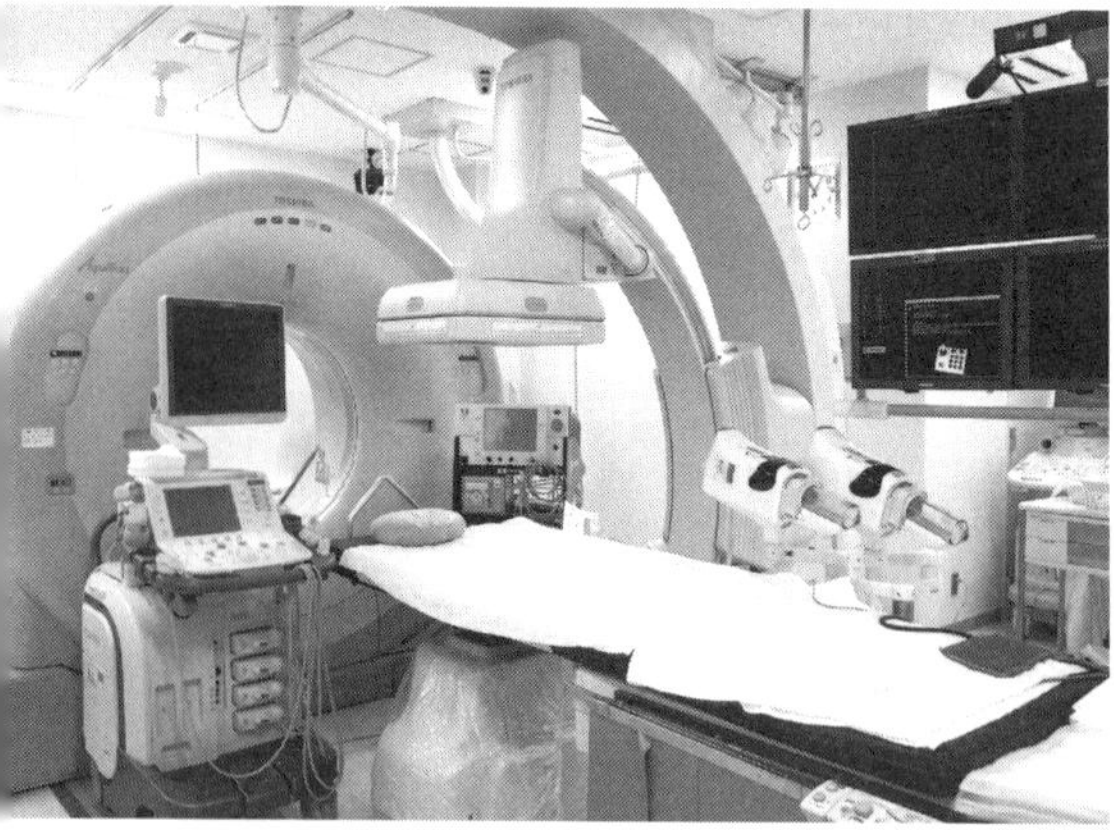

ＣＴなどを用いて治療するＩＶＲ

に到達する必要があります。外科的手術では大きく皮膚を切って、直接人間の目で立体的に見ながら到達します。ＩＶＲでは体の中を映し出すモニターを見ながら到達します。ＩＶＲでは直接針を刺す方法と、血管などの管の中を通していく方法の二つがあります。

直接針を刺す方法では血管や神経、腸管などの傷つけてはいけないものがない場所を探し、皮膚からできるだけ最短距離になるように刺します。がんのために弱く、もろくなり、痛みの原因となっている骨に針を刺し、骨を補強する薬を注射すれば、骨の痛みは劇的に改善します。腫瘍の部分に針を刺し、針先からラジオ波を出せば、腫瘍を焼き殺すことができます。

血管などの管の中を通していく方法ではカテーテルと呼ばれる、細くて柔らかいチューブを病変部まで誘導します。子宮筋腫を栄養にしている血管を遮断すれば、子宮筋腫によるさまざまな症状を和らげることができます。がんを栄養にしている血管に直接抗がん剤を注入したり、がんを栄養にしている血管を遮断したりすれば、全身の副作用を抑えながら高い抗腫瘍効果が得られます。

栃木県立がんセンターでは積極的にＩＶＲを行っており、多岐にわたるＩＶＲが可能です。しかし、ＩＶＲは必ずしも万全な治療法ではありません。関連各科と連携・協力することが不可欠な分野であり、個々の患者さんに対する治療法決定の際には、関連各科とのカンファレンスにおいて十分に検討しています。

IVR科 科長　山本 孝信

Q 抗がん剤治療について教えてください。

A がんの種類などを考慮して、効果的で副作用の少ない薬剤と投与方法が選択されます。

抗がん剤治療は、がんの種類、進行度（病気）、以前に受けてきた治療などを考慮して検討され、最も効果的で副作用が少ない薬剤と投与方法が選択されます。しかし、どんなに最適とされる治療だとしても、抗がん剤投与による何らかの副作用は避けられないのが現実です。

抗がん剤は活発に増殖する細胞に対して効果を及ぼすため、がん細胞だけでなく、皮膚や粘膜、骨髄などへの影響が避けられません。また吐き気やだるさ、手足のしびれなど、さまざまな副作用を伴います。

テレビドラマなどでは、隔離された病室で激しい嘔吐に苦しむ様子が描かれることもあり、そのようなつらいイメージばかりが抗がん剤治療につきまとっているかもしれません。しかし近年では抗がん剤だけでなく、副作用に対する治療（支持療法）が進歩し、入院が

抗がん剤治療のイメージ

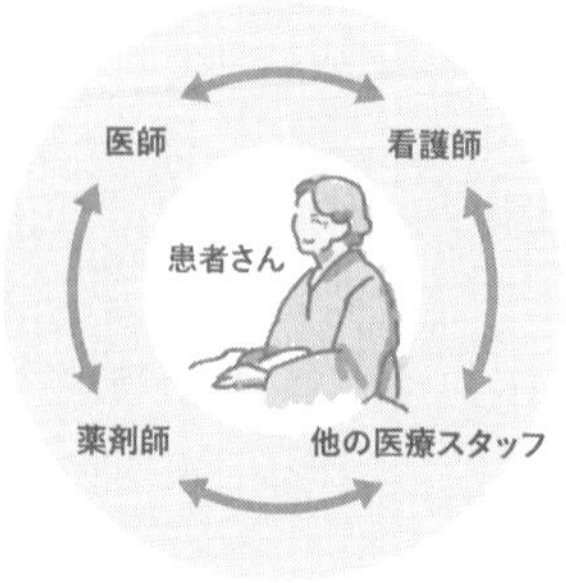

不要となり、外来で化学療法を行うことが多くなっています。

通院で治療できることにより日常生活を維持できる一方、いつも医療者がそばにいるわけではないという不安があるかもしれません。そのため、患者さん自身にも治療内容、注意すべき症状などを理解していただき、副作用対策に取り組んでもらう必要があります。

ただ、何もかも患者さん任せにするわけではなく、医師や看護師、薬剤師、さらには家族も含めたサポート体制の中で治療を行うこと（チーム医療）が不可欠です。医師から患者さんへの一方的な指示ではなく、がん診療に精通した看護師・薬剤師のアドバイスやサポートを適切に利用してもらい、副作用を最小限にする工夫に努めています。

抗がん剤治療自体は不確実なものであり、絶対的な効果を約束できないことも事実です。しかし効果を最大限に、副作用を最小限にしながら、今まで通りの生活を送っている患者さんは多くいらっしゃいます。日常生活と抗がん剤治療の両立を、私たちは適切な支持療法・チーム医療でサポートしています。

腫瘍内科 科長　行澤 斉悟

一般的な化学療法による副作用と起こる時期

	治療日	1週間以内	1~2週間後	3~4週間後
自分でわかる副作用	アレルギー反応 吐き気 嘔吐(おうと) 血管痛 発熱 便秘	疲れやすさ だるさ 食欲不振 吐き気 嘔吐 下痢	口内炎 下痢 食欲不振 胃もたれ	脱毛 皮膚の角化やしみ 手足のしびれ 膀胱(ぼうこう)炎
検査でわかる副作用			骨髄抑制 (白血球減少、貧血、血小板減少)、 肝障害、腎障害	

がん研究振興財団パンフレット「抗がん剤治療を安心して受けるために」より一部改変

Q 抗がん剤の副作用はどのようなものがありますか。また、その対策はどうするのですか。

A 抗がん剤によって、起こる副作用は異なります。医療チームが、個人差に応じて、副作用をコントロールしています。

抗がん剤による副作用は脱毛や嘔吐、下痢、手足のしびれなどの自覚しやすいもの以外に、骨髄抑制（血球や血小板が少なくなる症状）や肝臓の機能障害、腎臓の機能障害など自覚しにくいものがあります。

使用する抗がん剤によって副作用の発現頻度に差があり、起こる副作用も異なります。そこで治療方法によりどのような対策が必要か、あらかじめ医師をはじめとした医療チームで話し合いをしています。自覚症状のある副作用は治療のつらさに直結するため、吐き気止めを予防的に使用するなどの対策を行っています。

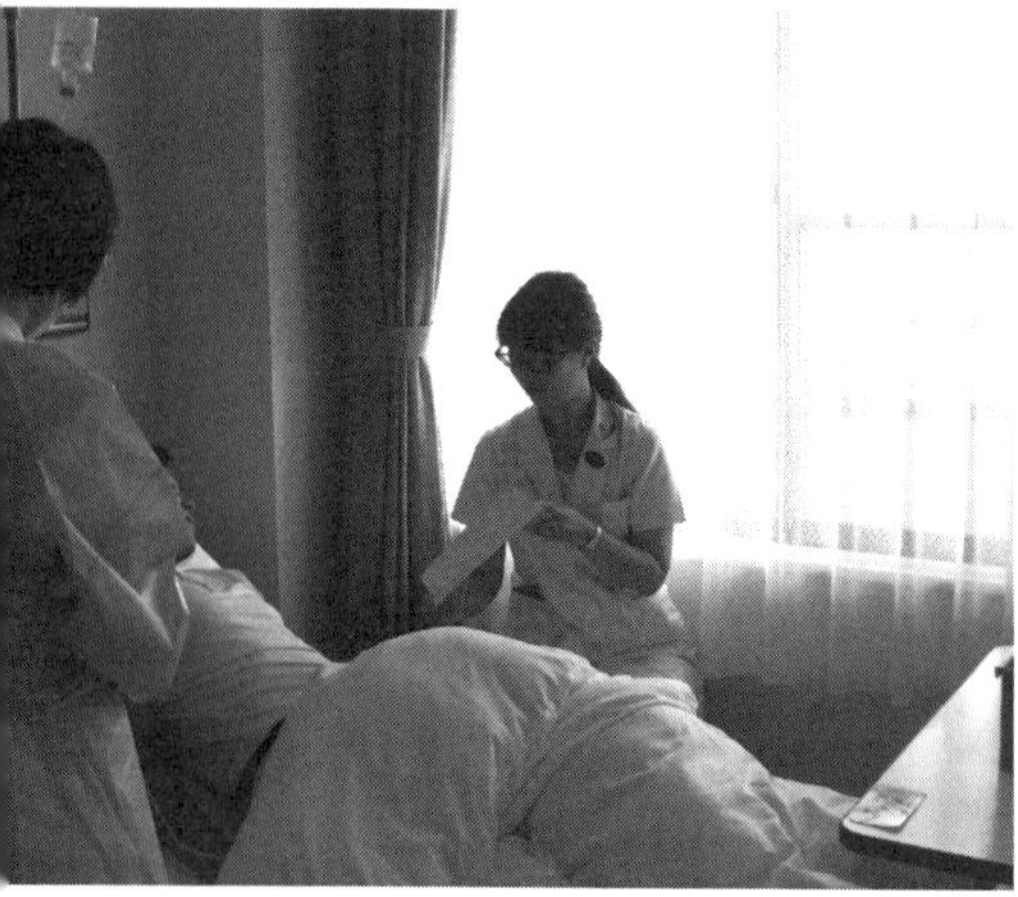

薬剤師による副作用の説明

また自覚しづらい症状に関しては治療ごとに必要な検査を行い、副作用を軽度にとどめるよう対策しています。

副作用の程度や、いつ出現するかは個人によってかなりの差があります。個人差に応じてタイミングをうまく計りながら、副作用をコントロールしていくことが何よりも大切になります。そのため医師からの説明とは別に、看護師や薬剤師が治療のスケジュールや副作用とその対策についての説明を行っています。

例えば脱毛に関しても、抗がん剤によって起こりやすさが違います。脱毛が起こる可能性が高い薬を使用する場合は脱毛を避けることは難しいため、ウィッグや帽子を紹介するなど、脱毛したときの対処方法を説明します。

また栃木県立がんセンターを含むがん専門施設の多くで、アピアランスケア（外見に対するケア）研修会を定期的に開催しています。

抗がん剤治療を受けることは決して楽なことではありません。しかし治療のために自分の生活を変えたり、我慢ばかりをしたりする必要もないと思います。仕事や家庭生活、趣味などを行いながら治療が継続できるよう、患者さんが自分らしく生きていけるよう、医療チームでサポートしていきます。

薬剤部 主任　荒川 雄一朗

看護部 主査（副看護師長） 吉川 直子

Q 免疫チェックポイント阻害薬とは、どのような薬ですか。

A 元々備わっている免疫監視機構を回復させることで抗腫瘍効果を示します。

私たちの体の中では、体の設計図であるＤＮＡ配列に生じるエラーによって、毎日のがんのもととなる細胞が生み出されています。しかし、がんの発生を防ぐ「がん免疫監視機構」と呼ばれる免疫の仕組みにより、このような細胞を認識・排除しています。その中心を担うのがＴ細胞です。Ｔ細胞はその細胞表面にＴ細胞受容体と呼ばれる構造をもち、この受容体を介してがん細胞がもつ目印（がん抗原）を認識することで活性化し、がん細胞を攻撃します。

一方、がん細胞は自身の性質を変化させることで、免疫による監視から逃れています。これを「免疫抑制」と呼びます。免疫抑制にはいくつか種類があり、その代表的なものが「免疫チェックポイント」と呼ばれる仕組みです。

がん細胞の細胞表面には、ＰＤ-Ｌ１というタンパク質が発現しています。一

免疫チェックポイント阻害薬によるがん治療の仕組み

注：抗PD-L1抗体、抗PD-1抗体はPD-L1とPD-1にそれぞれ結合してその機能を阻害する、免疫チェックポイント阻害薬のことです。

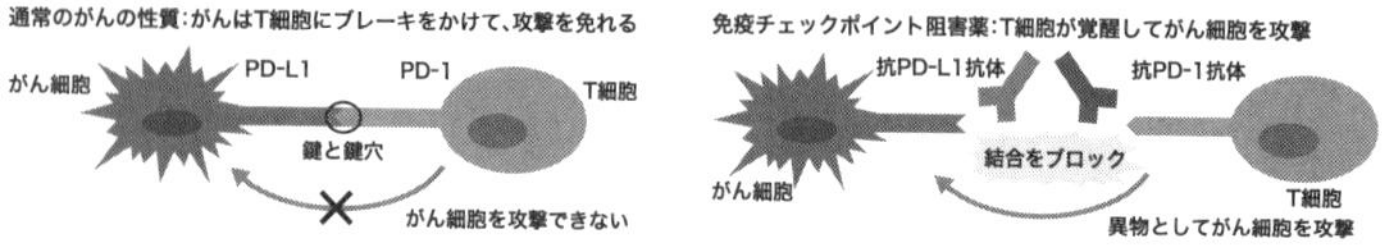

方でＴ細胞の細胞表面にはＰＤ－１というタンパク質が発現し、ＰＤ－Ｌ１とＰＤ－１は鍵と鍵穴の関係にあります。これらが結合するとＴ細胞にブレーキがかかり、がん細胞はＴ細胞による攻撃を免れます。したがって、ＰＤ－Ｌ１やＰＤ－１などの免疫チェックポイントを阻害することで免疫に対するブレーキが解除され、Ｔ細胞ががん細胞を攻撃できるようになります。これが、免疫チェックポイント阻害薬の仕組みです。この機序は、従来の抗がん剤とは異なり、がん細胞を直接攻撃するのではなく、患者さん自身に元々備わっている免疫監視機構を回復させることで抗腫瘍効果を示します。

現在、日本で使用することのできる免疫チェックポイント阻害薬は、３種類です。対象となるがんは、非小細胞肺がん、悪性黒色腫、腎細胞がん、ホジキンリンパ腫、頭頸部がんです。がんの種類によって、投与できる免疫チェックポイント阻害薬は異なります。また、上記がんの中でも、治療の対象となる患者さんは決まっており、どなたでも治療が受けられるわけではありません。

免疫チェックポイント阻害薬の有効性は１～３割程度で決して高いものではありませんが、効果が出始めたら長く効くとの報告もあります。副作用は、これまでの抗がん剤と異なり、自己免疫疾患のような症状を起こす可能性があることがわかっています。頻度は低いですが、間質性肺炎や大腸炎など重症例や死亡例の報告もあるため、治療を受ける場合は必ず専門医のもとで行ってください。

腫瘍内科 科長　行澤 斉悟

Q がんの臨床試験とは、どのようなものですか。

A 開発中の最新の治療がより良い治療であるかを判断するために行われます。

新しい薬や手術などの治療法が病気に対して効果があり安全であるか、実際に患者さんに協力していただいて研究することを臨床試験といいます。

臨床試験の積み重ねによって新しい治療法が開発され、多くの病気を治療できるようになりましたが、その治療成績がいまだ満足できる状況にないものもあります。がん治療もその一つです。がん専門施設では、臨床試験を実施し、よりよい治療法を提供できるよう取り組んでいます。

臨床試験は、開発中の最新の治療がより良い治療であるかを判断するために行われます。試験によっては、最新の治療か、その時点で最善と考えられる治療のどちらかに振り分けられます。そのため、必ず最新の治療を受けられるとは限りません。

治療費についてもご心配かと思われますが、臨床試験にかかる費用の多くは健康保険で賄われます。通常診療と同様、健康保険の自己負担分はお支払いいただきます。治験では治験薬と検査費用の一部が製薬会社により負担されるため、ご自身の医療費の負担が一部少なくなります。

臨床試験に参加するメリットとしては、治療の選択肢が増えたり、新しい治療法を試す機会を得たりすることができます。「同じ病気の人に対するボランティアになる」という考え方もあります。リスクとしては、臨床試験の治療は、本当に効果があり安全なのかまだ分かっていないため、期待した効果が得られない場合や、予測できない副作用が現れる場合があります。

臨床試験は患者さんの人権と安全性の保護に最大限配慮して行われます。参加を断ってもその後の治療に何の不利益もありません。医師から十分な説明を聞いてから、参加するかどうかお考えください。心配なことがあれば、臨床研究コーディネーターという専任スタッフがサポートさせていただきます。

研究所 所長・臨床試験管理センター センター長　稲田 高男
薬剤部 副主幹　櫻澤 有紀

臨床試験

治験　臨床試験の中で厚生労働省に新薬・医療機器の承認を受けるために行われる試験を「治験」といいます。

※現在、栃木県立がんセンターで実施している臨床試験・治験の情報はこちらのウェブサイトで調べることができます。
http://www.tochigi-cc.jp/info/11.html

Q 健康食品やサプリメント、免疫療法はがんに対して効果が期待できますか。がんの治療中にこれらを併用してもよいですか。

A 現段階では「治療効果の有無は不明」ということになります。必ず担当医に相談しましょう。

健康食品、サプリメント、ハーブ、ビタミン、免疫療法（一部の保険承認されているものを除く）、鍼灸、指圧、気功、食事療法、心理療法、温泉療法、等々は保険診療を行う医療機関では行われていない（すなわち健康保険で認められていない）医療であり、補完代替療法と言われています。

厚生労働省の「わが国におけるがんの代替療法に関する研究」によれば、日本のがん患者さんの補完代替療法利用率は45%に上り、それに支払う費用は1人あたり月平均5.7万円でした。利用している内容は、健康食品・サプリメントが最多で（96%）、利用の目的はがんの進行抑制（67%）、治療（45%）、でした。

では、実際に効果が得られるのでしょうか。実は補完代替療法の効果で臨床試験により科学的に検証されたものはほとんどありません。例えば、がん患者さんの間で利用頻度が高い健康食品（アガリクス、メシマコブなど）について科学的検証がどこまで行われているか調査した結果が「がんの補完代替療法ガイドブック（日本補完代替医療学会監修）」に掲載されていますが、「がんを小さくしたり、

補完代替療法に関する詳しい情報

●補完代替医療に関する情報提供資料「がんの補完代替医療ガイドブック」が無料でダウンロードできます。
四国がんセンターHP内 http://www.shikoku-cc.go.jp/hospital/guide/useful/newest/cam/dl/index.html
●健康食品の安全性や有効性に関する情報がデータベース化されています。
独立行政法人国立健康・栄養研究所　http://hfnet.nih.go.jp/
●補完代替療法を考える　●代替療法（健康食品やサプリメント）
国立がん研究センター：がん情報サービス　http://ganjoho.jp

再発を抑制したり、生存期間を延長したりするような効果を証明した報告はほとんどない」と結論づけられています。「治療効果を証明する報告はない」ことと「治療効果はない」ことは違いますが、現段階では「治療効果の有無は不明」ということになります。副作用や安全性についても科学的に検証されたものは稀です。逆に一部のサプリメントや健康食品では抗がん剤や医療機関で処方している他の薬の働きに影響を及ぼす可能性が指摘されています。

病を抱え、藁をもつかむ思いで補完代替療法に目を向ける患者さんやご家族は大勢います。巷には補完代替療法に関する情報が書籍、テレビ、インターネットに溢れています。「末期がんが消えた」「脅威の治癒力」など根拠のない宣伝も多く、大量の情報の中から正しい情報を取捨選択するのは容易ではありません。がんの補完代替療法に関する詳細な情報を入手したい場合には、ぜひ上記のサイトを参考にしてください。また、現在受けているがん治療に影響（効果の減弱、副作用の増強等）が出る可能性も考えられるため、補完代替療法を利用する前には必ず担当医に相談しましょう。

腫瘍内科 医長　千嶋 さやか

ん検診は、多くの場合、無料《むりょう》か少ない費用で受けられます。

また、「忙《いそが》しくて受ける時間がない」「自分は健康《けんこう》でどこも痛《い》くない」などを理由に挙げる方もいますが、がんは、痛みなどがないうちに早く見つけることが重要《じゅうよう》です。

ですから、定期的《ていきてき》にがん検診を受けて、検査で異常《いじょう》があった場合には、さらに詳《くわ》しい検査《けんさ》をして、もしがんが見つかったら、専門《せんもん》の病院《びょういん》で早く治療しましょう。

理事長・センター長　清水 秀昭

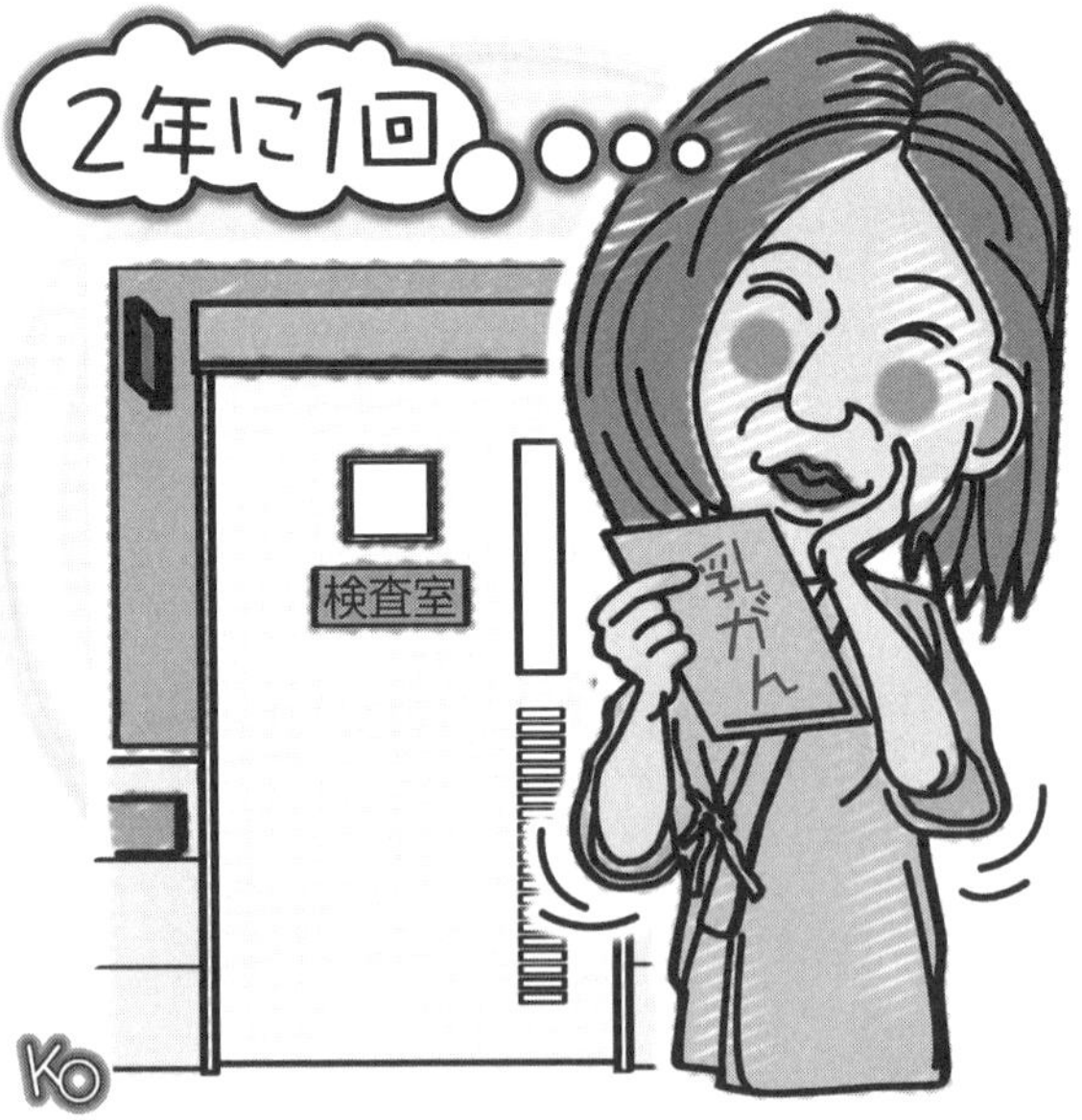

つぎ 138P ⑤

親子で学ぶ がんのこと ④

Q 早く見つけるには

前回、毎日の生活習慣《しゅうかん》に注意《ちゅうい》することががんの予防《よぼう》につながることを勉強《べんきょう》しましたが、どんなに生活習慣に注意しても、がんに絶対《ぜったい》かからない身体《からだ》にはなりません。

しかし、もしがんにかかっても、早く見つけて、早く治療《ちりょう》すれば、今はおよそ90%治《なお》ります。 また、胸《むね》やおなかを大きく切らずに済《す》む場合も多くなります。

がんを早く見つけるには、どうすればいいでしょう？ そのために1年か2年に1回、胃《い》、大腸《だいちょう》、肺《はい》、女性《じょせい》の乳腺《にゅうせん》や子宮《しきゅう》などの臓器《ぞうき》にがんができていないかどうか検査《けんさ》する仕組《しく》みが作られています。この仕組みが「がん検診《けんしん》」です。

住《す》んでいる市町や働《はたら》いている職場《しょくば》では、がんにかかりやすい年齢層《ねんれいそう》（主《おも》に40歳以上、子宮では20歳以上《さいいじょう》）の方を対象《たいしょう》に、がん検診を勧《すす》めていますが、実際《じっさい》に県内《けんない》でがん検診を受《う》けている方は、半分以下《いか》です。

がん検診を受けない理由《りゆう》として「検査費用《けんさひよう》がかかる」ことを挙《あ》げる方が多いですが、実《じつ》は、市町や職場が勧めるが

Q 緩和ケアとは、どのような医療ですか。

A 緩和ケアでは、ＱＯＬ(生活の質)の改善を大事にします。

世界保健機関（ＷＨＯ）による緩和ケアの定義を簡略に説明します。人は生きていく中でいろいろな苦しみに出合いますが、がんなどの生命をおびやかす病気に向かい合う時も苦しみ（苦痛）を感じます。

緩和ケアは、ホスピス（客を温かくもてなす意味）精神が発展してきたものです。現代ホスピスの創始者と言われるシシリー・ソンダースは苦痛を多面的にとらえる考え方、全人的苦痛という概念を提示しました。

痛みなどの身体的苦痛だけではなく、精神的・社会的あるいはスピリチュアルな問題（生きる意味への問いなど）に目を向けます。相談相手は患者さんだけではなく、そのご家族も含みます。緩和ケアでは病気を治すことや、少しでも生きる期間を延ばすことだけにとらわれず、ＱＯＬ(生活の質)の改善を大事にします。

その他、WHOはホームページ上で、多職種からなるチーム医療を行うこと、がんの終末期だけでなくがん治療の早期段階から他のがん治療と併用して、患者さん、ご家族のサポートを行うべきだと示しています。

日本では1980年代からホスピスや緩和ケア病棟において、緩和ケアの実践が行われてきました。2007年にがん対策基本法が施行され、緩和ケアはがん医療政策の重点課題として、がん診療連携拠点病院を中心に取り組まれてきています。

栃木県立がんセンターでは2000年11月に緩和ケア病棟を開設し、2005年4月から緩和ケアチームが活動を開始し、2016年1月にそれらを統括する組織として緩和ケアセンターが設立されました。さまざまな立場や職種の方々と協働しつつ、緩和ケアの充実、地域連携の向上に努めています。

緩和ケア科 科長　松井 孝至
看護部 副主幹兼看護師長　小林 美奈子

ソンダースによる全人的苦痛の概念

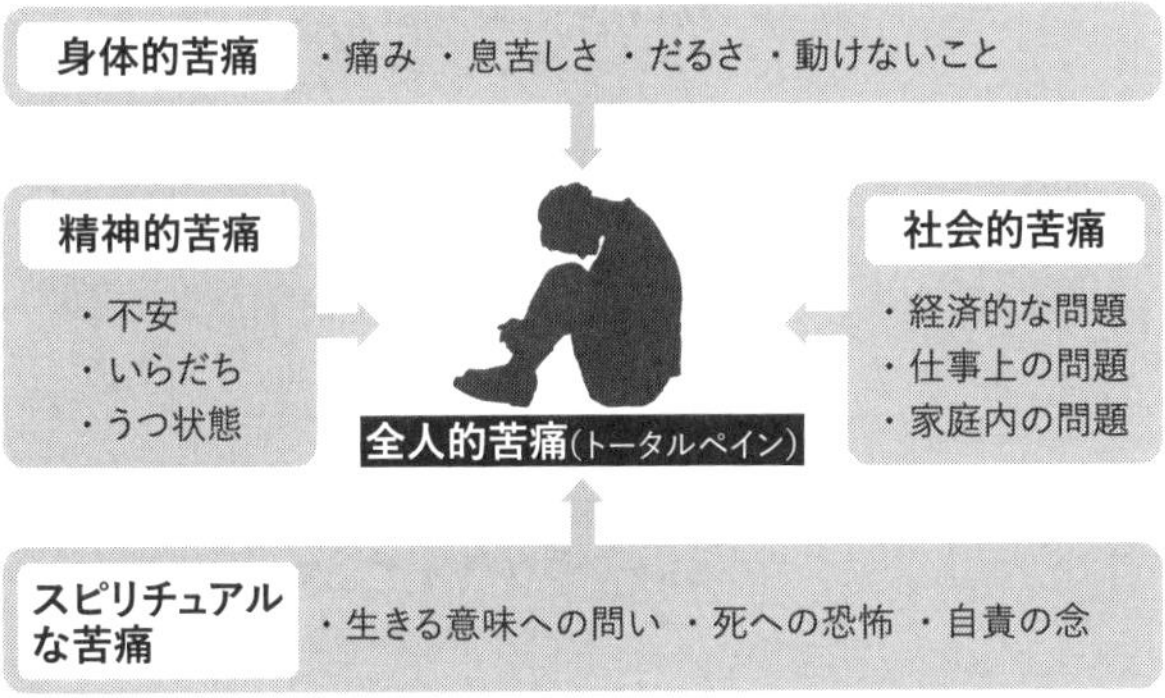

Q がんの心療内科って、何をしているのですか。

A 安定した心の状態を維持することががんの療養には大切です。

患者さんはがんを疑う症状を自覚した時から、不安感が出現します。いろいろなところから情報を集め、疑心暗鬼になったりします。さまざまな検査が行われていく中で大丈夫だという気持ちと、最悪の場合を考える気持ちの間を揺れ動きます。

そしてがんと告知されると、頭が真っ白になったと表現されるように強い衝撃を受け、がんになるはずがない、何かの間違いではないかと否認します。

そして治らない、治療しても無駄だと絶望感を感じたりもします。このような状態は数日続き、続いて不安感や抑うつ気分、不眠や食欲不振、集中力の低下などが起こってきます。ただ、これらの状態も1～2週で収まり、徐々にがんとともに生きていく状況に適応しようと努力し始めます。ほとんどの患者さんは1カ月ぐらいまでには、現実に適応できるようになっていきます。ここまでが正常の心理反応です。

ただ適応できないで苦悩が続くと、不安感や抑うつ気分、不眠や食欲不振、集中力低下などが続き、いっそうつらい心理状態になっていき、日常の生活に支障を来すようになります。これを適応障害と呼び、がん患者さんに最も見られる症状です。これは正常の心理反応と、治療が必要な心理反応の中間にあるような状態と考えていただくとよいと思います。

このような状態になったと感じたら、心療内科の受診をお勧めします。まずじっくりと時間をかけて、お話を聞かせていただきます。そのため、お一人に十分な診察時間を取ってあります。

話されるだけで気持ちが楽になる方もいらっしゃいます。その上で、それぞれの方に合わせた形で困難を乗り越えていけるようサポートをしていきます（支持的精神療法）。また必要に応じて、薬物を併用する場合もあります。

がんは体の病気ですが、心にも大きな負担がかかるため、その負担を減らして安定した心の状態を維持することががんの療養には大切です。

心療内科 科長　齋藤 治

がん患者の3大精神症状と新患数

	2014年	2015年	2016年
適応障害	22人	22人	20人
うつ病	19人	17人	12人
せん妄	7人	7人	13人

※新患数は栃木県立がんセンター心療内科外来における人数

Q 抗がん剤治療を受けるとどんな外見の変化がおきますか。そのケアはありますか。

A 脱毛や、爪の変色・変形、皮膚の変化などがあります。がん治療による外見の変化に対して行われるのが「アピアランスケア」です。

手術・抗がん剤・放射線などのがん治療は、頭髪や眉毛、まつげなど体毛全体の脱毛や、爪の変色・変形、皮膚の変化、傷痕などさまざまな外見の変化をもたらす場合があります。仕事や家事・育児をしながら治療を行う方や、人と関わる機会が多い方もいらっしゃいます。病気を治すためには仕方のないことと分かっていても、外見の変化は男女を問わずとてもつらいことです。

そのようながん治療による外見の変化に対して行われるのが「アピアランスケア」です。アピアランスケアは「外見のケア」を示す言葉ですが、見た目のケアだけを行うものではありません。医療の場で行われるアピアランスケアは、外見の変化に対してうまく対処できる方法を一緒に考え、患者さんと社会をつなぎ、患者さんの「自分らしく生きる」を支えるケアになります。

栃木県立がんセンターでは２０１２年より、アピアランスケア研修会を開催していますが、他のがん専門施設でも同様の取り組みが行われています。脱毛中の頭皮のケア、顔色を良く見せるメーク方法や眉の描き方、皮膚や爪のケア方法など、さまざまな内容を企画しています。参加された方からは「眉が描けるようになった」「外出が楽しみ」と好評を得ています。たとえ治療中であっても、患者さんが自分らしく過ごせるようなお手伝いをしたいという思いで企画しています。

治療が始まると分かった時から、どんな変化が起きるのか、どういう準備をしたらいいのか、誰に聞いたら良いのか分からないなど、がんの治療に伴う外見の悩みはいろいろあると思います。そんな時にはぜひアピアランスケア研修会に参加してみましょう。解決の糸口を見つけるお手伝いをさせていただきます。

看護部 主任　石川 江津子

研修会の内容

	内　容
頭皮ケア	化学療法中･後の頭皮ケア、ウィッグの何でも相談会（ウィッグ販売はありません）
スキンケア	スキンケア
	ネイルケア
メーク	顔色を良く見せるメイク方法
	眉のかき方
ヘアアレンジ	お子さんやお孫さんへのヘアアレンジ方法を学ぶ

※研修会スケジュールは、がん相談支援センターのサイトをご覧いただくか直接お問合せください（028-658-6484）

Q 痛み止めとして医療用の麻薬を服用することになり不安です。

A 医療用麻薬は有効性と安全性が確認され、国が承認した薬剤です。量が増えたとしても、それによって中毒を起こすことはありません。

がんの診断時に患者さんの20〜50%、進行がんの患者さんでは70%が痛みを感じているといわれます。その場合はがんに対する治療と、痛みに対する治療を並行して行います。

WHO（世界保健機関）方式のがん疼痛治療法では、次のように目標を設定しています。1番目は「夜、眠れること」、2番目は「安静にしていれば痛みがないこと」、3番目は「体を動かしても痛みがないこと」です。また医療用麻薬以外の鎮痛薬を使用しても痛みが続く場合、医療用麻薬を追加し、鎮痛補助薬の併用を検討するよう、鎮痛薬の段階的な使用方法を示しています。

医療用麻薬とは有効性と安全性が確認され、国が承認した薬剤です。医療用麻薬は痛みがある状態で使用すると、中毒にならないことが分かっています。痛みの感じ方は人それぞれ異なるため、医療用麻薬の適切な投与量（痛みがなくなる量）も異なります。たとえ量が増えたとしても、それによって中毒を起こすことはありません。

医療用麻薬の副作用として、吐き気、眠気、便秘が現れることがあります。吐き気や眠気は使用を開始してから1～2週間程度で軽くなります。便秘は使用している間、続きます。副作用を和らげるために、吐き気止めや下剤を使用することや、他の医療用麻薬に替えることがあります。

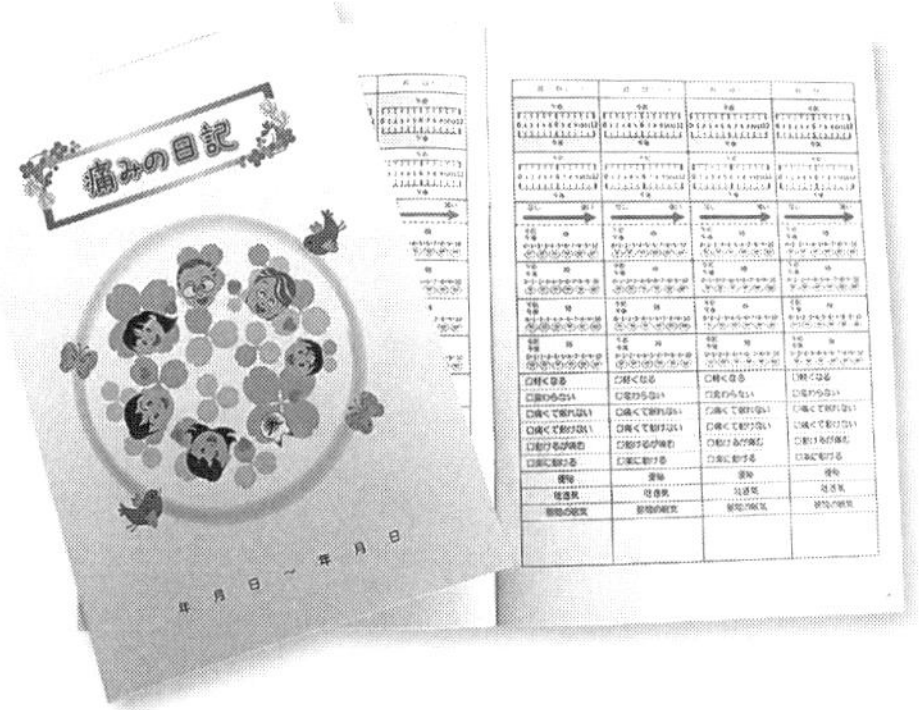

日々の状態を記入する「痛みの日記」

医療用麻薬の投与量は痛みや副作用の程度により、患者さんと医師が相談して決めます。いつ・どこが痛むのか、鎮痛薬を使って痛みが軽くなったか、副作用で困っていることはないか等、患者さん自身が状態を把握することが大切です。

栃木県立がんセンターでは「痛みの日記」と呼ばれる冊子を患者さんにお渡しし、日々の様子を記してもらい、痛みの治療の評価に活用しています。痛みを我慢する必要はありません。「痛みに悩まされずに生活すること」を患者さんと一緒に目指しますので、遠慮なく医療者に相談してください。

薬剤部 主査　山﨑　朋子

Q がんリハビリテーションとは、どのようなことをするのですか。

A 予防的、回復的、維持的、緩和的の四つの目的に分類され、その内容は多岐にわたります。

がんリハビリテーションは、予防的、回復的、維持的、緩和的の四つの目的に分類されており、その有用性が証明されています。最近では、がんと診断された段階からリハビリテーションを行うことで、がんそのものによって生じる障害や、がん治療によって生じる障害を予防または軽減することが可能といわれています。

まず予防的リハビリテーションには、開腹手術前から行う呼吸訓練や、リンパ郭清手術後に生じやすいリンパ浮腫予防の指導があります。

特に食道がんや肺がんの術前呼吸訓練は、術後に伴いやすい呼吸器合併症を減少させることが証明されています。また乳がん手術により肩の運動障害が生じた場合や、化学療法や放射線治療に伴い体力や筋力が低下した場合に回復を図るものは、回復的リハビリテーションと呼ばれます。

一方、機能回復が望めない場合、例えば骨や筋肉の腫瘍による四肢の切除や、直腸がん手術による

がんの各状況とリハビリテーションの関わり

がん診断期	予防的リハビリ（例：呼吸訓練）
がん治療期	予防的リハビリ（例：リンパ浮腫予防教育）
がん治療合併症	回復的リハビリ（例：肩関節可動域訓練）
がん治療後遺症	維持的リハビリ（例：装具指導）
がん進行期	緩和的リハビリ（例：運動療法、物理療法）

永久人工肛門（ストーマ）では装具の指導を行いますが、これは維持的リハビリテーションです。さらに、がんの進行による運動機能低下の改善や、痛みや浮腫の軽減を図ることは緩和的リハビリテーションとなります。

がんリハビリテーションの例として、大腸がんの場合、ストーマ指導や術後の体力低下に対する運動指導を行います。放射線治療を行う場合は、ベッド上での筋力低下予防訓練から行い、徐々に歩行訓練へと進めます。さらに自宅退院の際には、歩行補助具や入浴方法、自主訓練等の指導も行います。

このように、がんリハビリテーションの内容は多岐にわたります。がんセンターでは医師、作業療法士、理学療法士、看護師、管理栄養士といった多職種で構成されるがんリハビリテーションセンターを設置し、がん専門医療の知識に基づいて、個々の患者さんの状態に応じたさまざまなリハビリテーションを提供できる体制を取っています。

統括診療部 部長・がんリハビリテーションセンター センター長　藤田 伸
リハビリテーション技術科 科長　伊藤 貴子

Q 永久人工肛門(ストーマ)をつくった後の生活はどうなるのですか。何か制限はありますか。

A 以前の生活が続けられるように支援しています。

ストーマとは消化管や尿路を人為的に体外へ誘導して造設した排せつ口であり、前者は消化管ストーマ、後者は尿路ストーマと言います。ストーマは自分の意思で排せつをコントロールできないため、装具（ストーマに装着する器具）を装着して生活します。ストーマ装具は患者さんのストーマの種類や状況に合わせて選択します。

患者さんの多くはストーマ造設後、今までと同じように仕事は続けられるのだろうか、趣味のゴルフはできるのだろうか、旅行に行けるだろうかと、さまざまな不安を抱いています。専門施設ではそのような不安を少しでも軽減できるように、入院前〜術前に皮膚・排せつケア認定看護師がストーマ造設に関するオリエンテーションを行っています。

日常生活や仕事、趣味などを確認し、それらに対応できるような装具選択や注意点などを説明することで、ストーマ造設後もできる限り以前の生活が続けられるように支援しています。実際に退院後、仕事に復帰された方や趣味のスポーツ（ゴルフや水泳、社交ダンスなど）をされる患者さんから造設前と変わらずに行えているという声が聞かれています。

栃木県立がんセンターを含むがん専門施設には、ストーマ造設をされた患者さんの継続支援を行う場としてストーマ外来があります。ストーマとその周囲皮膚の状態は術後の経過に伴い変化していきます。その変化や状態に合わせたストーマケアの方法や装具の選択、日常生活への不安などに対する相談に対応しています。ストーマに関する悩みや疑問があれば、気軽にストーマ外来に相談してください。

看護部 主査　丸山 和子
看護部 主任　大塚 恵理

栃木県立がんセンターの相談窓口

ストーマ外来	電話028-658-5151（代表） 火・水　9:00～17:00 ※予約制。がんセンターで治療中の患者さんが対象となります

その他の相談窓口

公益社団法人 日本オストミー協会（JOA）	電話03-5670-7681（代表）
同協会栃木支部 栃木県オストミー協会	電話0284-43-0144（岩田さん） http://joa-tochigi.com/

Q リンパ浮腫かもしれないと言われたのですが、治療の必要なむくみですか。

A 早めに適切な治療を開始することが重要です。

日常的にしばしば経験されるむくみは、一般的には自然にひけるものです。一方、「リンパ浮腫」とはリンパの通り道の異常が原因で起こる病的なもので、多くは乳がんや子宮がん、卵巣がん、前立腺がんなどのがん治療でリンパ節を切除した後や放射線治療を行った後に生じる、続発性リンパ浮腫です。

中には明らかな誘因がなく生じる原発性リンパ浮腫もあります。通常、片側の腕や脚などにひきにくい浮腫が生じますが、初期の段階では生理的なむくみと区別がつきにくいことがあります。炎症を起こしたり、高度になると日常生活に支障を来したりします。

一般的にリンパ浮腫の完治は困難といわれており、放置すれば象皮症（象の足のように太くなり、皮膚も硬くなる）に至ることもありますので、早めに適切な治療を開始することが重要です。

リンパ浮腫の治療は「複合的治療（リンパ浮腫ケア）」と呼ばれており、スキンケアで肌の状態を整え、医療リンパドレナージ（リンパ誘導マッサージ）でリンパの流れを促し、日常的に弾性着衣による圧迫療法を行いながら生活していただくことで、浮腫の軽減や悪化防止を図ります。これらはリンパ浮腫ケアの専門的知識や技術を習得したセラピストが行います。手技を覚えて、日常生活で毎日セルフケアを行うことで効果も高まります。

また、体への負担が軽い手術（リンパ管細静脈吻合術）を組み合わせて行うことで、さらに高い治療効果が期待できます。早期に治療を開始し上手に付き合っていくことで浮腫の少ない状態でコントロールでき、仕事や趣味を続けていくことが十分可能です。

一人で悩まず、リンパ浮腫の治療を行える専門機関にご相談されることをお勧めいたします。

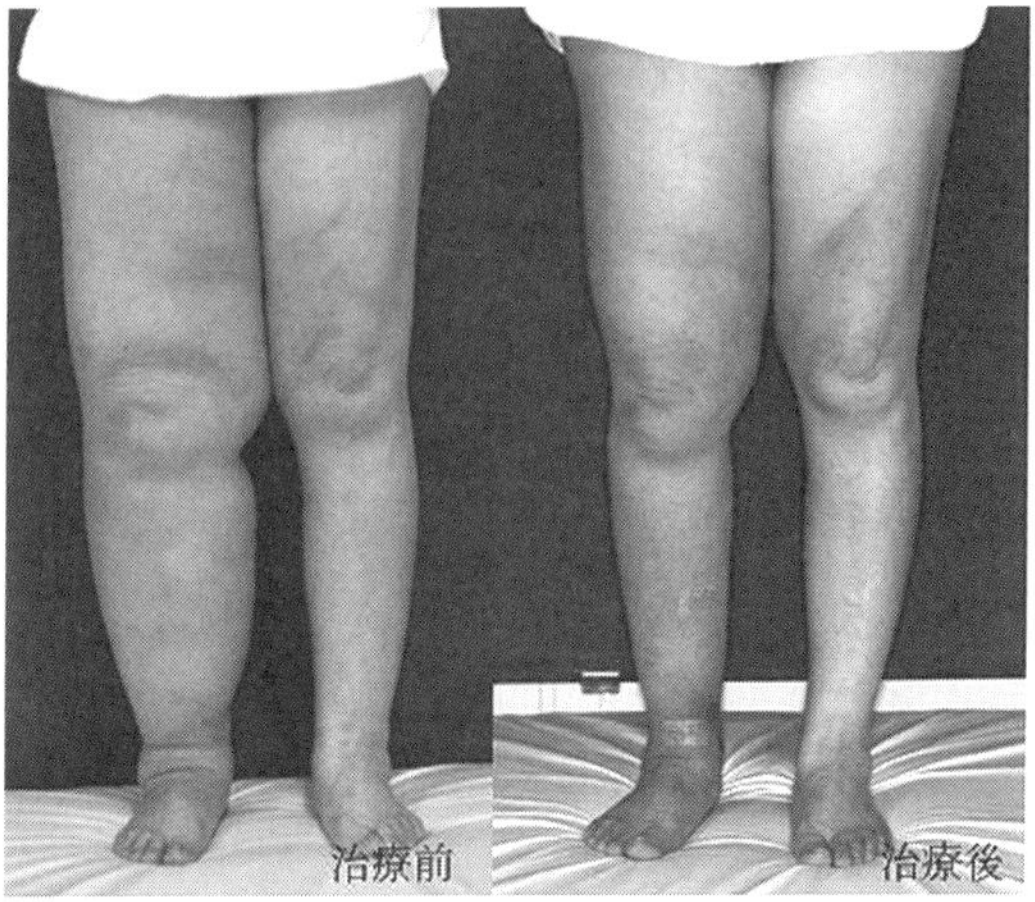

リンパ浮腫患者の治療前（左）と治療後

看護部 主任　奥田 奈々恵
形成外科 非常勤医師　大西 文夫

Q がんと診断されましたが、子どもに話した方が良いのですか。

A 子どもの力を信じて、家族の一員として事実を伝えてあげましょう。

病気のことを子どもに話した方がいいのか、どうやって話したらいいのか、話した後でどう接すればいいのか…。大切なお子さんだからこそ、自分のこと以上に悩むこともありますし、それはとても自然なことです。

特に、入院等による生活上の変化や、抗がん剤の副作用等で外見上の変化がある時には特に、子どもの力を信じて、家族の一員として事実を伝えてあげましょう。何も知らされなくても、子どもは変化を敏感に感じ取り、「お母さんは私のことを嫌いになったのかな」などと、一人で悪い想像を膨らませストレスを感じていることもあります。

事実を伝えることによって、子どもが安心して病気のことを質問できたり、感情を表せたりする環境をつくってあげましょう。親御さんも隠し事がなくなり、治療に専念できるようになります。

話すときは、落ち着いて話せる時間と場所や、タイミングを選びましょう。「お母さんが病院に行ってるの、知ってる?」などの言葉で始めるとよいでしょう。

がんと診断された親とその子どもを支えるプログラム(KNITプログラム)では、伝える際のポイントとして①誰のせいでもないこと②病名を伝えること③うつらないこと—の三つを念頭に置くと良いとされています。

ただし、子どもの年齢等によって理解の仕方も心の成長の段階も異なりますので、迷う場合には、医師や看護師、がん相談支援センター、医療ソーシャルワーカー、臨床心理士などに相談してみましょう。また「Hope Tree」のサイト(「ホープツリー」で検索)が参考になりますので、ぜひご覧ください。

子どもの成長段階に応じた伝え方や対応のポイント

幼児期(~6歳ごろ)	・食事や入浴、送り迎えなどの世話を誰がしてくれるのか伝える ・普段と変わらない生活を送れるようにする
学童期(6歳~12歳ごろ)	・正しい言葉できちんと説明し、質問にはわかりやすく答える ・学校や課外活動など、日常生活を送れるようにする
思春期(12歳ごろ~)	・状況をできるだけ正直に伝え、子どもの意見も聞いていく ・自分の時間を過ごしても良いことを伝える

臨床心理科 主査 丸山 睦
看護部 看護師長 牧島 恵子

Q がん患者の就職について、相談できるところはありますか。

A がん診療連携拠点病院とハローワークが連携して、「がん患者等就職支援事業」に取り組んでいます。

早期発見と治療法の進歩により、がんは診断・治療の後も長くつきあう病気となりました。新たにがんに罹る人の3割は就労世代です。また、仕事を持ちながらがんで通院している人は、全国で32・5万人います。今は、仕事をしながら治療を続けることが可能な時代に変わってきています。

求職や就労に関する相談は、地域のハローワークを活用されるのも良いと思いますが、2016年度から全国のがん診療連携拠点病院とハローワークが連携して、「がん患者等就職支援事業」に取り組んでいます。栃木県では、ハローワーク宇都宮と栃木県立がんセンターが協働して就職相談会を月に一度、がんセンターを会場に開催しています。

「病院で就職相談？」と思われるかもしれませんが、病院で開催するメリットとしては、静かな環境でハローワークの専門スタッフと面談できること、病院スタッフ（ソーシャルワーカー等）も同席するため治療の状況や経過等も理解してもらえることなどがあげられます。面談では、これまでの患者さんの経験、希望の職種や時間帯、通院の頻度や治療によって制限されている行動など、治療を継続しながら就労する上で配慮して欲しい点などについて時間をかけて相談できます。

仕事を持ちながら悪性新生物で通院している方

悪性新生物の治療のため、仕事を持ちながら通院している方は32.5万人いる

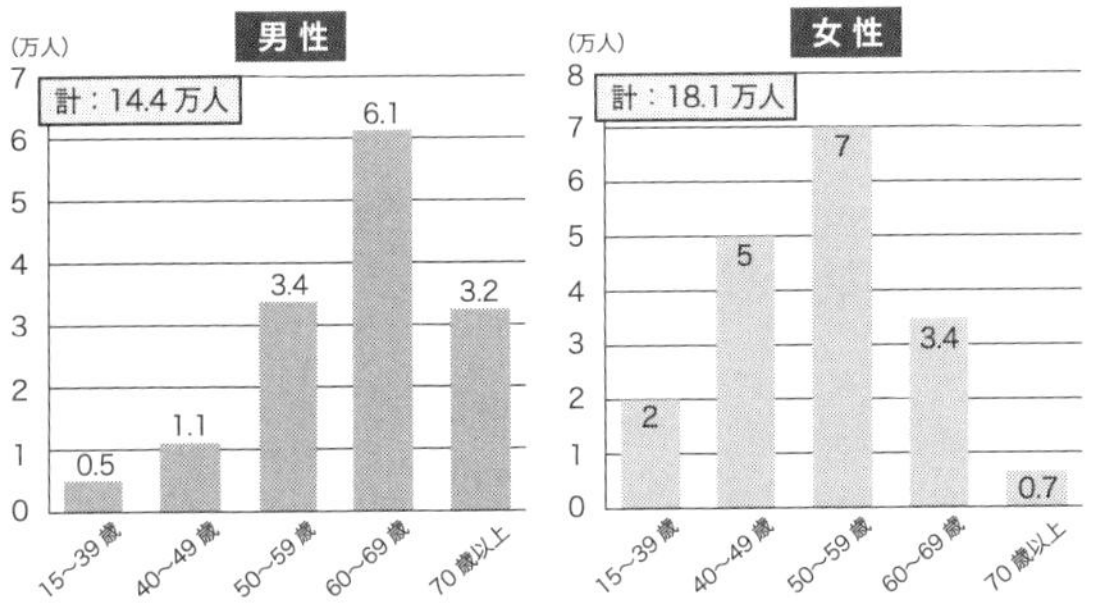

※仕事をもっているとは、調査月に収入を伴う仕事を少しでもしたことをいい、被雇用者のほか、自営業種、家族従事者等を含む。

資料：厚生労働省「平成22年国民生活基礎調査」を基に同省健康局にて特別集計したもの

相談者によっては、求人企業等にがんであることを初めから伝えて求職活動をしたい方や、就職後に状況や時期をみて伝えたい方など様々ですが、企業とのコミュニケーションなどについても適切なアドバイスを受けることができます。

がんと診断されて治療を始める前に、退職される方もいらっしゃいますが、支援制度を利用し今働いている職場を辞めずに両立することも大切だと思います。

治療を受けながら仕事やお金のことを考えるのは身体的にも精神的にも大変なことです。一人で悩まず、相談窓口である「がん相談支援センター」にぜひご相談ください。

がん情報相談課 副主幹　寺脇 立子

Q インターネットや本などがんについていろんな情報があってどれを信頼してよいのかわかりません。

A がん相談支援センターを、ぜひご利用ください。

がんの情報を集める時には、自分にとって何が役に立つのか、内容は信頼できるのかなどについて気を付ける必要があります。病気や検査、治療法、療養生活についてよく知ると、知らなかったことに対する漠然とした不安が軽減される場合があります。また、納得のいく治療法を選択する際にも、その情報が判断材料となることがあります。情報の探し方がわからない時などには、がん相談支援センターを、ぜひご利用ください。

がん相談支援センターは、国が指定したがん診療連携拠点病院及び地域がん診療病院に設置されています。また、栃木県では、県が指定した栃木県がん診療連携拠点指定病院及び栃木県がん治療中核病院にも相談窓口が設置されています。

もちろん、栃木県立がんセンターにも設置されています。がん相談支援センターでは、国が定めた研修を受けた専門の相談員（看護師や保健師、ソーシャルワーカー等）が、治療や療養生活全般、

栃木県内のがん専門診療機関

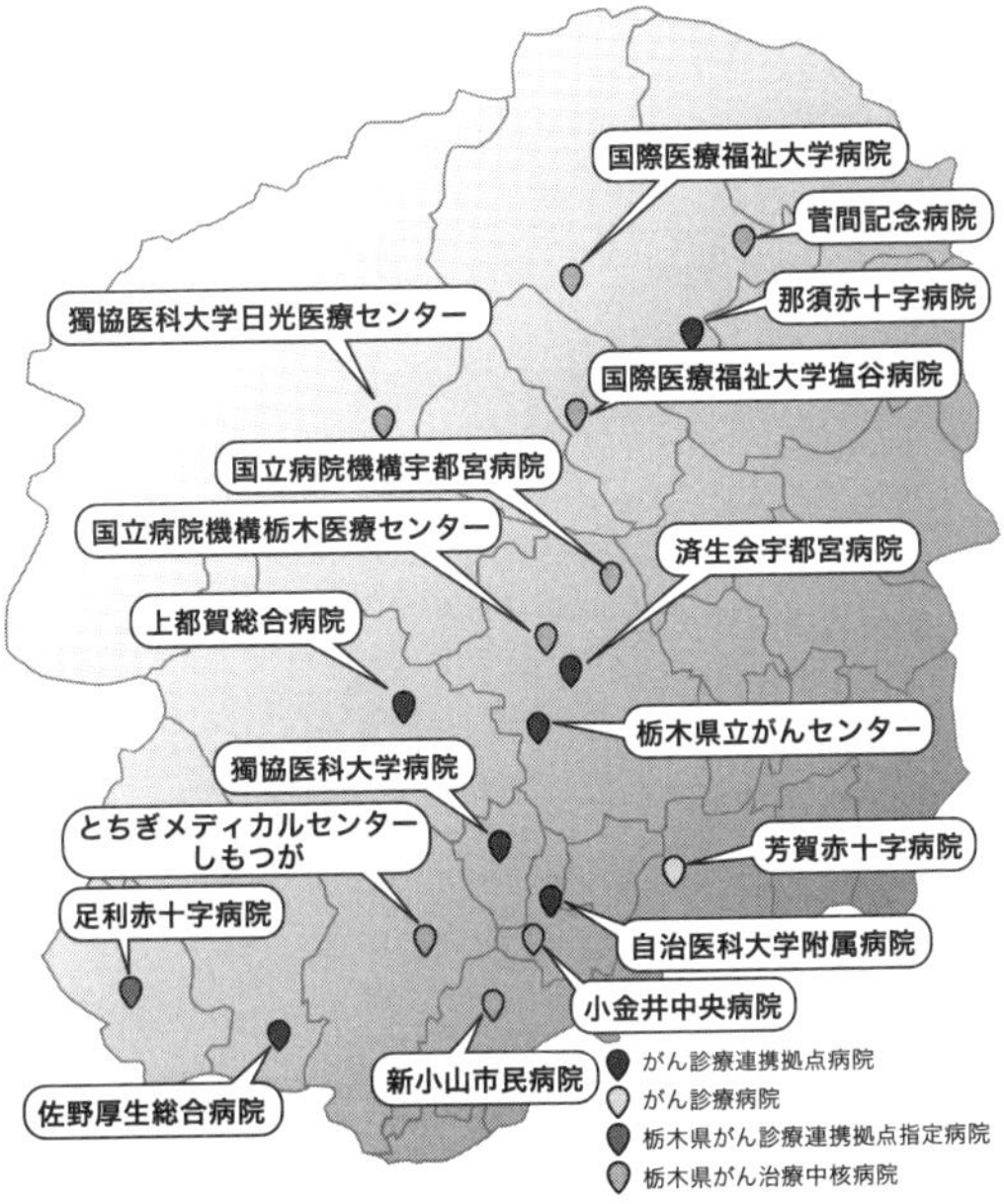

地域の医療機関情報、医療費の相談、仕事を続けながら治療をする方法、セカンドオピニオン、緩和ケアなど、がんに関する様々な質問や相談にお応えします。かかりつけの病院かどうかは問いません。その病院にかかっていなくても、誰でも無料で利用できます。相談内容は厳守します。一人で悩まず、お気軽にご相談ください。

相談以外に、同じ病気を持つ患者さんと話をしたいときには、患者さん同士が集まり情報交換や交流を図る患者会や、がんのことを気軽に語り合える場としての「患者サロン」などもありますのでご利用ください。詳しくは、栃木県内のがんに関する幅広い情報を提供している、ホームページ「がん情報とちぎ」(http://www.ganjoho-tochigi.jp/)をご覧ください。

がん情報相談課 部長補佐兼課長　早乙女 美智子

Q がんの治療について、セカンドオピニオンを受けたいのですが、どのようにすればよいですか。

A がん相談支援センターで、セカンドオピニオン外来の情報を得ることができます。

今日では同じがんに対してもいくつかの治療法があり、医師によって治療方針が異なることも少なくありません。最初の担当医の考えだけではなく、セカンドオピニオンで他の医師の意見も聞き、患者さん自身の事情や価値観に最も適した治療法を選択することが大切です。

セカンドオピニオンは、がんと診断されてから最初に治療を行うまでの間に受けるのがベストです。なぜなら、一度受けてしまった治療を元に戻すことはできないからです。

がんと告げられると、1日でも早く治療を始めなければと焦るのは当然ですが、セカンドオピニオンを受けるための数日の遅れが治療結果に悪影響を及ぼすことは、まずありません。がんの再発や転移が見つかったときも、セカンドオピニオンでどんな治療の選択肢があるかを知ることができるでしょう。

セカンドオピニオンを受けるには、患者さん側の心構えや準備も大切です。「自分の病状、ステージ、なぜその治療法が勧められるのか」などについて理解しないままセカンドオピニオンを受けても、かえって

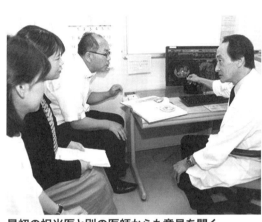

最初の担当医と別の医師からも意見を聞くセカンドオピニオン（イメージ）

頭が混乱してしまいます。まずは、現在の担当医の説明や意見をきちんと聞いて、メモにまとめておきましょう。

患者さんが自分の病気をどこまで理解しているかによって、セカンドオピニオンの医師に質問できる内容が全く違ってきます。そしてセカンドオピニオンを受けたいことを担当医に伝え、必ず紹介状やＣＴ（コンピューター断層撮影）、ＭＲＩ（磁気共鳴画像）、内視鏡、病理検査結果などの診療情報を準備してもらってください。

近年、がん医療を行っている病院では、一般外来とは別に「セカンドオピニオン外来」を設けているところが増えています。セカンドオピニオンをどの病院で、どの医師に受けるか迷う場合には、がん診療連携拠点病院などのがん相談支援センターに問い合わせると、その地域のセカンドオピニオン外来を行っている病院や専門医師などの情報を得ることができますので、積極的に活用しましょう。

病院長　菱沼 正一

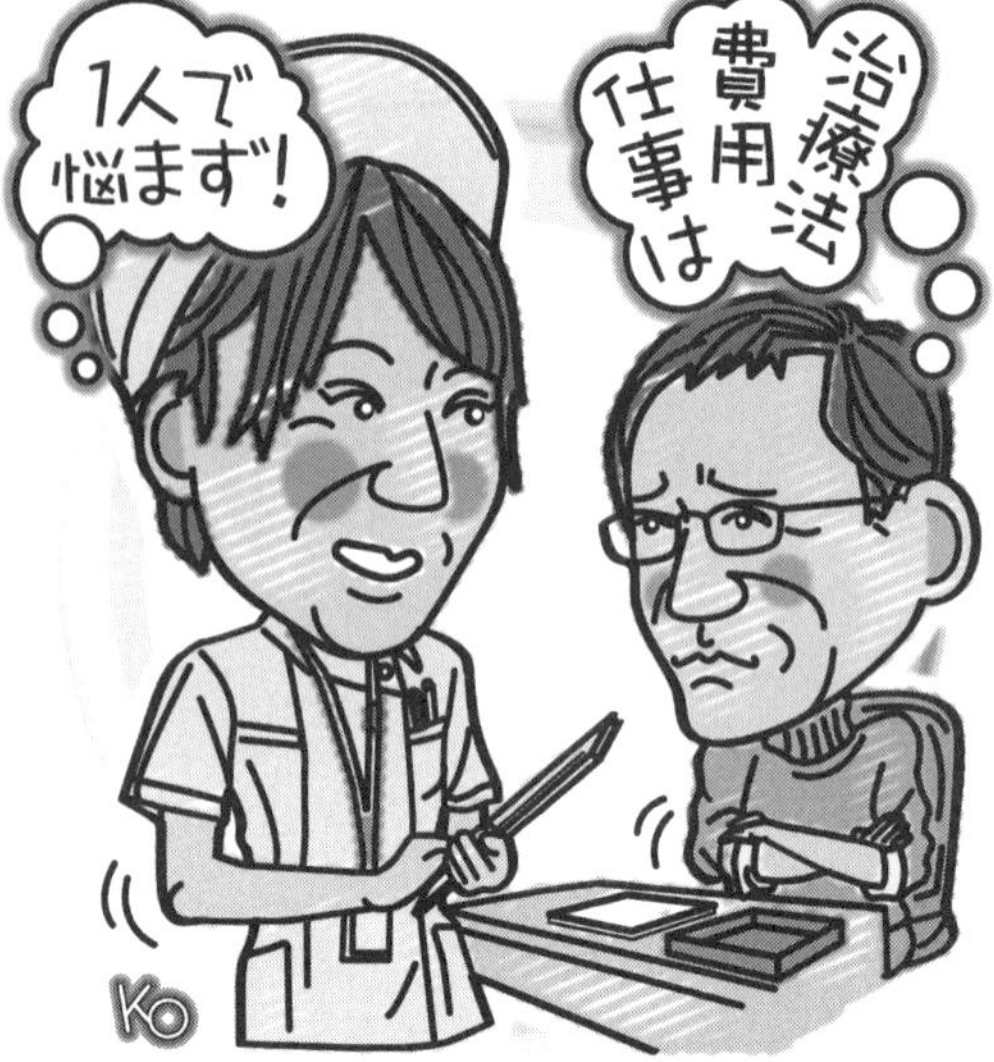

ぜひ相談支援センターを活用してください。

2006年に「がん対策基本法《たいさくきほんほう》」という法律《ほうりつ》ができて、がんで亡《な》くなる方を減《へ》らすこと、がんにかかっても安心《あんしん》して暮《く》らせることなどを目指《めざ》して、全国《ぜんこく》でさまざまな取《と》り組《く》みが進《すす》められています。がんは、日本人のおよそ2人に1人がかかる病気《びょうき》です。皆《みな》さんは、今は健康《けんこう》かもしれませんが、将来《しょうらい》、皆さんや家族、友達《ともだち》などががんにかかる可能性《かのうせい》もあります。今のうちから、家族や友達と一緒《いっしょ》に、がんについて話したり、考えたりする機会《きかい》をぜひ持《も》ってください。

理事長・センター長　清水 秀昭

おわり

親子で学ぶ がんのこと ⑤

Q 治療方法は？

がんの治療《ちりょう》は、手術《しゅじゅつ》でがん細胞《さいぼう》を取《と》り除《のぞ》く「手術療法《りょうほう》」、放射線《ほうしゃせん》を身体《からだ》に当ててがん細胞をなくす「放射線療法」、抗《こう》がん剤《ざい》などの薬《くすり》を使《つか》ってがん細胞の増加《ぞうか》を抑《おさ》える「化学《かがく》療法」の三つの方法《ほうほう》が中心です。

また、身体や気持《きも》ちのつらさを軽《かる》くする「緩和《かんわ》ケア」も行われています。

がん細胞がどの臓器《ぞうき》にできているか、どれくらい増《ふ》えているかなどによって、これらの方法から一番良《よ》いものを選《えら》んだり、これらの方法を組み合わせたりして治療を進《すす》めていきます。

県内《けんない》では、私《わたくし》のいる県立《けんりつ》がんセンターをはじめ、それぞれの地域《ちいき》の「がん診療連携拠点病院《しんりょうれんけいきょてんびょういん》」が中心となって、がんの治療が行われています。

がん診療連携拠点病院には「相談支援《そうだんしえん》センター」が設置《せっち》されており、がん患者《かんじゃ》や家族《かぞく》の方《かた》などからいろいろな相談を受《う》けています。 もしがんにかかったら、1人で悩《なや》まずに、

あとがき

みなさんが、がんにいだく様々な疑問に、栃木県立がんセンターの各専門スタッフが協力してお答えしましたが、いかがでしたでしょうか。紙面の都合で答えられなかったものもありますが、基本的な疑問は解決したものと思います。

以前ほどではないものの、がんというと怖い病気、治らない病気というイメージが、いまだにあります。しかし、本書を読んだみなさんががんの認識を新たにし、がんに対する漠然とした不安を軽減出来たなら、編集責任者として大変嬉しく思います。なぜなら、これが、本書の大きな目的の一つだからです。気になる症状があれば、がんを怖がらずに、すぐに病院を受診する、これこそが、がんの発見を遅らせない、そして、がんを治すために、とても大切なことなのです。

がんという病気の理解に加えて、がん予防における禁煙の大切さ、早期発見のための検診の意義、早期治療の重要性、手術・放射線・抗がん剤治療の進歩、医師、看護師だけではない、複数の職種の人達がチームを組んで患者さんをサポートする体制など、がん診療の現状を正しく理解してもらうことも、本書のもう一つの大きな目的です。ネット社会の現在、がん診療に関する多くの情報を簡単に手に入れられる時代になりました。しかしながら、その中には、科学的な根拠のない、あるいは不十分な情報も数多く含まれています。このような中、本書は、みなさんが、がん診療であれこれと迷わないための道しるべとなるはずです。是非、活用して下さい。

がん診療は、日進月歩です。したがって、一部のお答えは、数年後には、別のお答えになるものもあるでしょう。しかし、それは、がん診療が進歩することであり、がん克服に向けたさらなる一歩です。そういったがん診療の進歩の結果として、本書の改訂が必要となるなら、がん診療に長年取り組んできたものとしては、大きな喜びです。

統括診療部 部長 編集責任者　藤田 伸

地方独立行政法人

栃木県立がんセンター

Philosophy-Art-Humanity
TCC
Founded in 1986

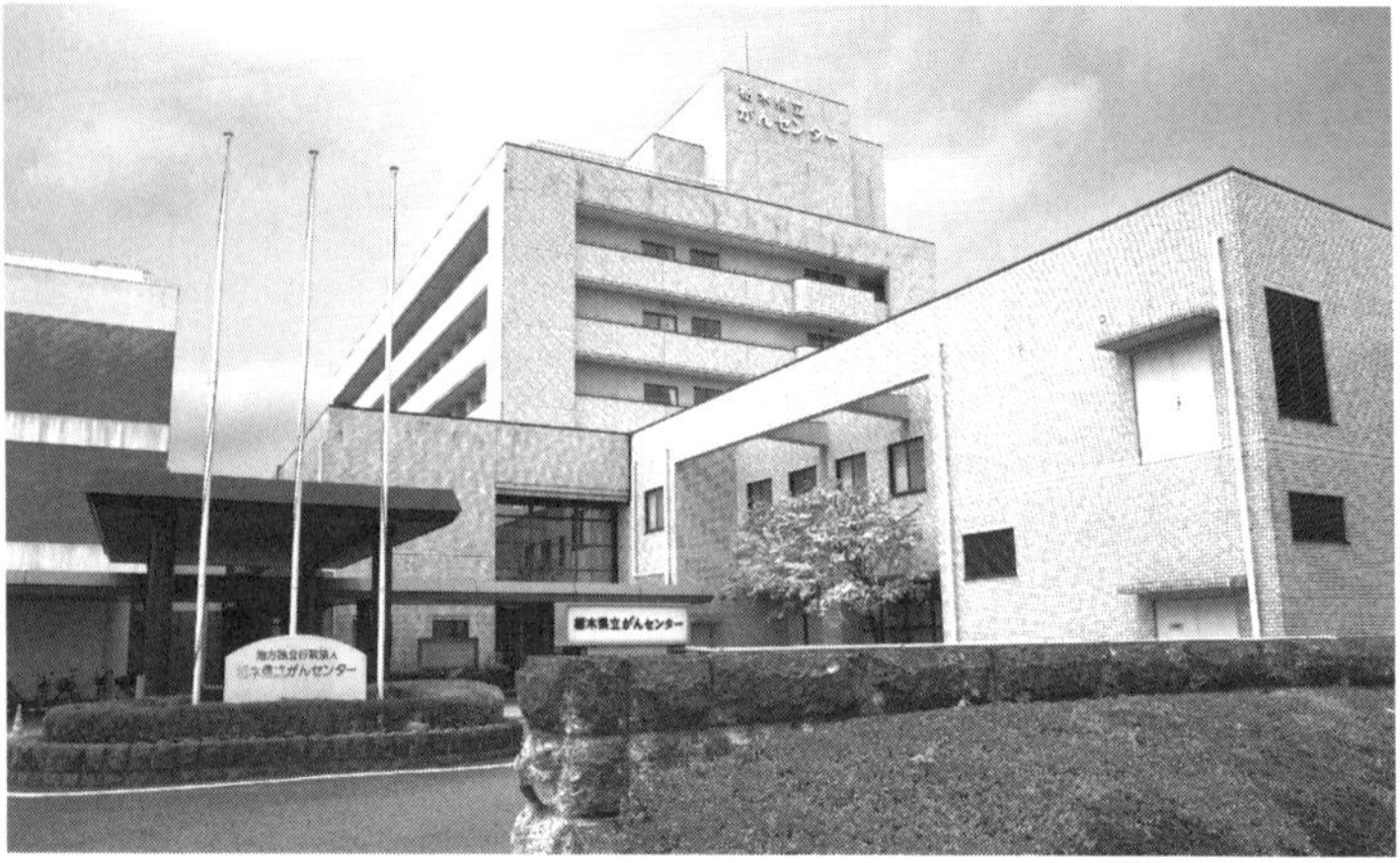

開設 昭和61年4月

■基本理念

学問に裏付けられた最高の技術を愛のこころで県民の皆様に提供します

●5つの基本方針

1 患者さんの権利を尊重し、相互の理解のもとに診療をすすめます。

2 病院スタッフのチームワークで最良のがん医療を実践します。

3 最新の学問によるがん医療のリーダーをめざします。

4 都道府県がん診療連携拠点病院として、地域に開かれたがん専門病院をめざします。

5 高い倫理観を熱意をもった医療人を育成します。

予約センター

TEL 028-658-5012（直通）
平日 AM 8:30～PM 4:30

がんに関するご相談

がん相談支援センター

TEL 028-658-6484（直通）
平日 AM 8:30～PM 5:15

医療機関からの病診連携に関するお問い合わせ

地域連携センター

TEL 028-611-5503（直通）
平日 AM 8:30～PM 5:15

〒320-0834 栃木県宇都宮市陽南 4-9-13
TEL.028-658-5151(代) FAX.028-658-5669
http://www.tochigi-cc.jp/

制作協力

栃木県健康増進課	36・58・86・114・138 P

illustration＆graphic

松本 成貴	10・16・20・22・32・38・48・52・54・56・60・68・72・80・82・88・104・110・116・130 P
稲葉 明男	64 P
小林 隆一	36・58・86・114・138 P

がん質《しつ》問《もん》箱《ばこ》

がんのこと、わかりやすくお答《こた》えします

2017年7月20日 初版発行

編　集　地方独立行政法人栃木県立がんセンター

発　行　下野新聞社
〒320-8686 栃木県宇都宮市昭和1-8-11
TEL.028-625-1135（編集出版部直通）
FAX.028-625-9619

デザイン
装　丁　imagical（イマジカル）

印　刷
製　本　株式会社シナノパブリッシングプレス

ISBN978-4-88286-670-1
＊定価はカバーに表示してあります。
＊落丁本・乱丁本はお取替えいたします。